Basic Nursing Terminology

ビギナーのための基本看護英和用語集

日向清人・斉藤祥子

Kiyoto Hinata / Nagako Saito

慶應義塾大学出版会

はじめに―本書の特色

　本書は、実務英語教育（個別業界特有の用語用例を研究）の専門家である私と、現役看護師でありアメリカの医療通訳の資格を持つ現場のプロである斉藤祥子氏がチームを組んで作成したアルファベット順の看護英語の用語集です。

　主として洋書の看護英語の教科書から用語用例を収集、整理した上で、お互いの原稿を読み合うという方法により実現した結果、看護学生の方の英語の素養として必要にして十二分なものができたと自負しています。また医療翻訳に携わっている方々にも役立つ構成となっています。

　なお、全書を通して豊富に発音記号を掲載し、実際にその言葉を使うに当たって必要となる定型的な言い方に配意して用例等を掲載しています。

　また、発音記号に馴染みのない方に向けて、巻末に分かりやすい「発音記号ガイド」を付け、各項目間には取り上げた用語を敷衍したコラムStudy Tips、現場の経験に基づいたコラム Practical Tips も収録しています。英語と日本語が併記されているので外国人患者の方と指差しで会話するなど、臨床の現場におけるコミニュケーション・ツールとしても有用です。

　現場で奮闘されている看護師の皆様、また看護学生の方々の一助になればと願っています。

2021 年 5 月

著者を代表して　日 向 清 人

本書の用例

本書で使用している用例などについては、下記のとおりです。

例

補足は、主に語法の注。

☞ は、主に医療の観点からの注。

名は名詞・名詞句、形は形容詞、動は動詞、句は動詞句など、略は略語。

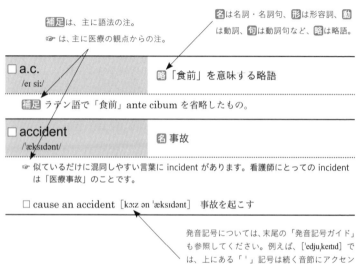

□ **a.c.**
/eɪ siː/

略「食前」を意味する略語

補足 ラテン語で「食前」ante cibum を省略したもの。

□ **accident**
/ˈæksɪdənt/

名 事故

☞ 似ているだけに混同しやすい言葉に incident があります。看護師にとっての incident は「医療事故」のことです。

□ cause an accident [kɔːz ən ˈæksɪdənt] 事故を起こす

発音記号については、末尾の「発音記号ガイド」も参照してください。例えば、[ˈedjuˌkeɪtɪd] では、上にある「ˈ」記号は続く音節にアクセントが来るという意味、下にある「ˌ」記号は続く音節に二義的アクセントがあるという意味です。なお、母音が1つのもの、通例英英辞書等にアクセントが記載されていない用語はアクセントを記していません。

また、本書各コラムの主要参考文献は、下記のとおりです。

大阪大学医学部附属国際医療センター編／清原達也監修（2018）『現場で必ず役立つ・知っておきたい　通訳者のための医療の知識』保育社

二見茜編「特集　すぐに使える！外国人患者受け入れマニュアル　すべての患者が安心できる病院づくりの工夫」看護展望（2020年9月増刊）

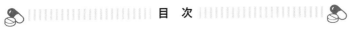

コラム (Study Tips/ Practical Tips) 一覧

A ではじまる語句

□ abdomen /ˈæbdəmen/	名 腹

□ abdominal /æbˈdɒmɪnl/	名 腹部

□ abdominal pain /æbˈdɒmɪnl peɪn/	名 腹痛、腹部痛（広い範囲の腹部の痛み）

□ abduction /æbˈdʌkʃ(ə)n/	名 外転

☞ 理学療法の際に外側に開くことです。

□ abrasion /əˈbreɪʒən/	名 擦り傷

□ a.c. /eɪ siː/	略 食前を意味する略語

補足 ラテン語で「食前」ante cibum を省略したもの。

□ acceptance of disability /əkˈseptəns əv dɪsəˈbɪlɪti/	名 障害受容

☞ 自分の障害という現実を心理的に受け入れることです。

□ accident /ˈæksɪdənt/	名 事故

☞ 似ているだけに混同しやすい言葉に incident があります。看護師にとっての incident は「医療事故」のことです。

□ cause an accident [kɔːz ən ˈæksɪdənt]　事故を起こす
□ have an accident [həv ən ˈæksɪdənt]　事故に遭う（＊事故に巻き込まれたときは、be involved in an accident）

A

| □ accompanying symptoms
/əˈkʌmpəniɪŋ ˈsɪmptəmz/ | 名 随伴症状 |

補足 Night crying in infants is often accompanied with symptoms like... 「夜泣きにはしばしば…といった症状が随伴する」というふうに accompanied with という形で使う例も多い。

| □ ache
/eɪk/ | 名 痛み |

- □ backache [ˈbækeɪk] 腰痛、背部痛
- □ dull ache [dʌl eɪk] 鈍痛
- □ earache [ˈɪəreɪk] 耳の痛み
- □ headache [hed/eɪk] 頭痛
- □ stomachache [ˈstʌməkeɪk] 腹痛
- □ toothache [ˈtuːθeɪk] 歯痛
- ☞ 痛みには ache と pain がありますが、
  ache は継続的に続く鈍痛、心の痛みを表します。
  pain は突然起こる鋭い痛み、精神的苦痛を表します。

| □ aching
/ˈeɪkɪŋ/ | 形 痛みが続いている |

補足 「腹痛が続いている」なら My stomach is still aching.

| □ acidity threshold
/əˈsɪdɪti ˈθreʃəʊld/ | 名 食道内 ph の閾値 |

| □ activities of daily living (ADL)
/ækˈtɪvɪtiz əv ˈdeɪli ˈlɪvɪŋ (ə di ɛl)/ | 名・略 （人の手を借りなくてもこなせる）日常生活動作 |

| □ Addison's disease
/ˈædɪsənz dɪˈziz/ | 名 アディソン病 |

☞ 副腎皮質の機能低下が起きる疾患です。

| □ adduction
/əˈdʌkʃən/ | 名 内転 |

☞ 理学療法の際に外側から内側に戻すことです。

☐ **adenoids** /ˈædɪnɔɪdz/	名 アデノイド

☞ 咽頭扁桃とも呼ばれますが、口蓋扁桃より上、鼻の奥のほうにあります。

☐ **adenoma** /ˌædnˈoumə/	名 腺腫（良性腫瘍）
☐ **ADHD (attention deficit hyperactive disorder)** /əɪ diː eɪtʃ diː (əˈtenʃən ˈdefəsət ˌhaɪpəˈræktɪv dɪˈsɔrdər)/	略 注意欠陥障害
☐ **administer** /ədˈmɪnɪstə/	動 投与する
☐ **admission** /ədˈmɪʃən/	名 入院（手続）
☐ **admission card** /ədˈmɪʃən kɑːd/	名 入院連絡票

☞ 入院が決定すると病棟や事務、栄養、寝具部門に連絡する文書です。

☐ **admission office** /ədˈmɪʃən ˈɒfɪs/	名 入院受付
☐ **Admissions** /ədˈmɪʃənz/	名 入院受付（部門）
☐ **admissions form** /ədˈmɪʃənz fɔːm/	名 入院申込書／誓約書

□ (be) admitted to the hospital
/əd'mɪtəd tə ðə 'hɑˌspɪtəl/

句 入院する

□ He was admitted to the hospital. 彼は病院に入院した

□ adverse reaction
/'ædvɜːs rɪ'ækʃən /

名 副作用、有害反応

□ AED (automated external defibrillator)
/eɪ iː diː (ˈɔːtəˌmeɪtɪd ɪkˈstɜːnəl dɪˈfɪbrɪˌleɪtər)/

略 自動体外除細動装置、AED

□ use an AED [juz ən eɪ iː diː] AED を使う
□ The doctor uses an AED. 医師は AED を使っている

□ airway
/ˈeəweɪ/

名 気道

□ alcohol consumption
/ˈælkəhɒl kənˈsʌm(p)ʃən/

名 飲酒

□ avoid alcohol consumption [əˈvɔɪd ˈælkəhɒl kənˈsʌm(p)ʃən] 禁酒する

□ allergic reaction
/əˈlɜːdʒɪk riˈækʃən/

名 アレルギー反応

□ allergic reaction to an insect sting [əˈlɜːdʒɪk riˈækʃən tʊ ən ˈɪnsɛkt stɪŋ] 虫刺されに対するアレルギー反応

□ allergic rhinitis
/əˈlɜːdʒɪk raɪˈnaɪtɪs/

名 アレルギー性鼻炎

□ You are suffering from allergic rhinitis. あなたはアレルギー性鼻炎を患っています。

□ allergic to ...
/əˈlɜːdʒɪk tʊ/

句 …アレルギーがある

□ I am allergic to eggs.　私は卵アレルギーがあります

allergies
/ˈælədʒiːz/

名 アレルギー

補足 アレルギーがあるときには I am allergic to ... と表現する。その場合アクセントと発音が異なる。

alzheimer
/ˈæltshaɪmə/

名 アルツハイマー病

□ early-onset alzheimer [ˈɜːli-ˈɒnset ˈæltshaɪmə]　若年性アルツハイマー

ambulance
/ˈæmbjʊləns/

名 救急車

□ be picked by ambulance [bi pɪkt baɪ ˈæmbjʊləns]　救急車で搬送される

ambulation
/æmˈbjuleɪʃən/

名 歩行、歩行運動

□ capable of ambulation [ˈkeɪpəbl əv æmˈbjuleɪʃən]　歩行ができる

amniotic fluid
/æmnɪˈɒtɪk ˈfluːɪd/

名 羊水

anaphylaxis
/ænəfəˈlæksɪs/

名 アナフィラキシー（アレルギー反応）

補足 日本語と発音が異なる。

□ have an anaphylaxis [həv ən ænəfəˈlæksɪs]　アナフィラキシーを起こす

anemic
/əˈniːmɪk/

形 貧血気味である

anesthesia
/ænɪsˈθiːʒə/

名 麻酔

6

□ administer anesthesia［əd'mɪnɪstə ænəs'θiːziə］ 麻酔をかける
□ general anesthesia［'ʤenərəl ænɪ'sθiʒə］ 全身麻酔
□ local anesthesia［'loʊkəl ænɪ'sθiʒə］ 局所麻酔
□ regional anesthesia［'riːʤənl ænəs'θiːziə］ 局所麻酔
☞ 麻酔の種類で形容詞が変わります。麻酔科の手術前診察の際に重要な表現です。

□ anesthesiologist's report /ænəsθizi'ɑləʤɪsts rɪ'pɔrt/	名 麻酔報告書
□ anesthetist /ə'nɛsθətəst/	名 麻酔医
□ anesthesiology /ænɪsθiːzɪ'ɑləʤi/	名 麻酔学
□ anesthetic /ænɪs'θetɪk/	名 麻酔薬
□ aneurysm /'ænjʊərɪzm/	名 動脈瘤
□ angina /æn'ʤaɪnə/	名 狭心症
□ angiogram /'ænʤioʊɡræm/	名 血管造影
□ ankle /'æŋkl/	名 足首
□ antibiotic /æntɪbaɪ'ɒtɪk/	名 抗生剤

□ apply some antibiotic ointment［ə'plaɪ səm æntɪbaɪ'ɒtɪk 'ɔɪntmənt］ 抗生剤入りの軟膏を塗る
□ be on antibiotics［bi ɒn æntɪbaɪ'ɒtɪks］ 抗生剤を服用している／投与されている
□ take some antibiotic［teɪk səm æntɪbaɪ'ɒtɪk］ 抗生剤入りの薬を飲む

☐ He takes some antibiotics.　彼は抗生剤を内服している

☐ **antibody**
/ˈæntɪbɒdi/

名 抗体

☞ ウィルス等外部からの異物を免疫の力で排除した証で、いわば感染歴を示しています（抗原は現在の感染を物語る）。

☐ **anticancer drug**
/anticancer drʌg/

名 抗がん剤

☐ **anticoagulant**
/æntikoʊˈægyələnt/

名 抗凝固剤

☞ 患者さんは商品名で Warfarin（ワーファリン）、血をサラサラにする薬と表現します。

☐ **antifungal cream**
/æntɪˈfʌŋgəl kriːm/

名 抗真菌外用剤

☐ **anti-inflammatory (drug)**
/ˈænti-ɪnˈflæmətəri (drʌg) /

名 抗炎症（薬）

☐ **antipyretic**
/æntɪpaɪˈretɪk/

名 解熱剤

☞ 外国人には fever reducer の方が伝わります。

☐ take an antipyretic［teɪk ən æntɪpaɪˈretɪk］　解熱剤を服用する

☐ **antiseptic ointment**
/æntɪˈsɛptɪk ˈɔɪntmənt/

名 抗生剤軟膏

☐ apply antiseptic ointment［əˈplaɪ ˌæntɪˈsɛptɪk ˈɔɪntmənt］　抗生剤軟膏を塗る
（＊不可算名詞なので冠詞は使わない）

☐ **antiseptic wipe**
/æntɪˈsɛptɪk waɪp/

名 消毒薬入りのガーゼ等

□ **anus**
/ˈeɪnəs/

名 肛門

> **補足** 普通使う言葉でなく、「直腸診」は do a ractal exam と言っている。

□ **anxiety**
/æŋˈzaɪəti/

名 不安

□ anxiety disorder [æŋˈzaɪəti dɪsˈɔːdə] 不安障害（精神科的な不安障害全般を表現する）
□ feel anxiety [fiːl æŋˈzaɪəti] 不安を覚える

□ **aorta**
/eɪˈɔːtə/

名 大動脈

□ **Apgar score**
/ˈæpgər skɔː/

名 アプガールスコア

> ☞ 出産直後の新生児の健康状態を判定する 0-7 の指標で、7 以上なら正常と判定されます。

□ **appendicitis**
/əpendɪˈsaɪtɪs/

名 虫垂炎

□ have an appendicitis removed [həv ən əpendɪˈsaɪtɪs rɪˈmuːvd] 虫垂炎の手術を受ける、虫垂を切除する

□ **appendix**
/əˈpendɪks/

名 虫垂

□ **appetite**
/ˈæpɪtaɪt/

名 食欲

□ have /don't have an appetite [hæv /dəʊnt həv ən ˈæpɪtaɪt] 食欲がある／ない

□ **appointment**
/əˈpɔɪntmənt/

名 予約

□ make an appointment [meɪk ən əˈpɔɪntmənt] 予約を取る

□ apron /ˈeɪprən/	名 予防衣、エプロン

□ arm /ɑːm/	名 腕

□ hold your arm out straight [həʊld jər ɑːm aʊt streɪt]　腕をまっすぐ伸ばしてください
□ relax your arm [rɪˈlæks jər ɑːm]　腕から力を抜いてください

□ armpit /ˈɑːmpɪt/	名 わきの下

□ armythmia /əˈrɪðmiə/	名 不整脈

□ artery /ˈɑːtəri/	名 動脈

□ arthralgia /ɑrˈθrældʒə/	名 関節痛

□ arthritis /ɑːˈθraɪtɪs/	名 関節炎

□ have arthritis [hæv ɑːˈθraɪtɪs]　関節炎を患っている

□ artificial limb /ɑːtɪˈfɪʃ(ə)l lɪm/	名 義肢（義手、義足）

補足 artificial limb には an を付ける。

□ artificial respiration /ɑːtɪˈfɪʃ(ə)l respəˈreɪʃən/	名 人工呼吸

□ as required
/əz rɪˈkwaɪəd/

句 必要に応じて

補足 略語の p.r.n. はラテン語での「必要に応じて」である pro re nata に由来する。

□ asphyxia
/æsˈfɪksɪə/

名 仮死

□ be in asphyxia ［biː ɪn æsˈfɪksɪə］ 仮死状態にある

□ assisting
/əˈsɪstɪŋ/

名 介助

□ asthma
/ˈæsmə/

名 喘息

□ I have asthma. 私は喘息持ちです

□ asthmatic
/æsˈmætɪk/

形 喘息を持っている

□ have an asthmatic attack ［hæv ən æsˈmætɪk əˈtæk］ 喘息発作を起こす
□ asthmatic bronchiole ［æsˈmætɪk ˈbrɒŋkɪəʊl］ 気管支炎患者の細気管支
□ asthmatic bronchitis ［æsˈmætɪk brɒŋˈkaɪtɪs］ 喘息性気管支炎

□ asymptomatic

形 症状がない

□ an asymptomatic person ［ən ˌeɪsɪmptəˈmætɪk ˈpɜːsn］ （感染者／保菌者なのに）無症状者

□ atria
/ˈeɪtrɪə/

名 心房（の複数形）

補足 単数形は atrium

□ atrium
/ˈeɪtrɪəm/

名 心房

☞ 心臓を前から見たとして、上半分が「心房」です。

□ left atrium ［left ˈeɪtrɪəm］　左心房（肺で酸素を受け取った動脈血が肺静脈経由で戻ってくる場所。ここから左心室に回され、全身に送り出される）
□ right atrium ［raɪt ˈeɪtrɪəm］　右心房（全身を回ってきた血液が静脈に乗って戻ってくる場所。この血液が次に右心室に入り、肺動脈によって肺へと送られ、炭酸ガスと引き換えに酸素を受け取る）

□ attending
/əˈtɛndɪŋ/

名 指導医

☞ 初期研修医である resident と、専門医になる教育を受けている fellow の上に立つ管理職です。日本の大学の教授等、医局のスタッフに似ています。

□ autism
/ˈɔːtɪz(ə)m/

名 自閉症

□ have autism ［hæv ˈɔːtɪzm］　自閉症である

□ autonomic neuropathy
/ˌɔːtəˈnɒmɪk njʊˈrɒpəθi/

自律神経失調症

□ have autonomic neuropathy ［hæv ˌɔːtəˈnɒmɪk njʊˈrɒpəθi］　自律神経失調症になっている

□ 循環器 (circulatory system) □

循環器系 (circulatory system) は**動脈血** (arterial blood) を**臓器** (internal organs) に送りこみ、**静脈血** (venous blood) を回収・リサイクルして綺麗にするためのシステムです。 動脈血は酸素を多く含んでいます。静脈血は二酸化炭素を多く含んでいます。 静脈血は全身を駆けめぐって各組織から二酸化炭素を回収し、**静脈** (vein) を通って心臓に戻ります。心臓に戻った血液は、まず**右心房** (right atrium) に一旦貯められた後、**右心室** (right ventricle) に送られます。右心室が収縮して静脈血から肺に送られ、呼吸すると血中の二酸化炭素と酸素の交換が起こります。新鮮になった動脈血は肺から**左心房** (left atrium) にたまった後、**左心室** (left ventricle) に送られます。左心室はポンプのような収縮で**動脈** (artery) を通じて全身に血を勢いよく送ります。

心臓の各部位

循環器の疾患の症状
□ 動悸 (palpitation)
□ 頻脈 (tachycardia)
□ 徐脈 (bradycardia)
□ 呼吸困難 (dyspnea) difficulty breathing
□ 胸痛 (chest pain)
□ 失神 (syncope)
□ むくみ (edema)

循環器系の主な疾患
□ 冠動脈疾患 (coronary artery disease)
□ 狭心症 (angina pectoris)
  ：心筋の虚血 (ischemia) により心筋に酸素が送られなくなることが原因
□ 心筋梗塞 (myocardial infarction)
  ：心筋の虚血が長引いたことにより心筋壊死になった状態
□ 動脈瘤 (aneurysm)・大動脈瘤破裂・解離性大動脈瘤
□ 不整脈 (arrhythmia)
□ 心房細動 (atrial fibrillation)
□ 心不全 (heart failure)
□ 動脈硬化症 (arterosclerosis)
□ 高血圧 (hypertension)

大動脈 aorta
上大静脈 superior vena cava
肺動脈弁 pulmonary valve
右心房 right atrium
三尖弁 tricuspid valve
右心室 right ventricle
下大静脈 inferior vena cava
左心房 left atrium
大動脈弁 aortic valve
僧帽弁 mitral valve
左心室 left ventricle
心室中隔 interventricular septum

□ 血液 (blood) □

血液は**赤血球** (red blood cells)、**白血球** (white blood cells)、**血小板** (platelet)・**血漿** (plasma) から成り立っています。

赤血球
red blood cells

血漿 plasma

白血球
white blood cells

血小板
platelet

血管
blood vessel

各成分の役割

赤血球はヘモグロビンという色素を持っています。ヘモグロビンは酸素と結合する機能を持つため、肺胞で血中に取り入れた酸素と結合して酸素を身体のすみずみに運びます。古くなったものは肝臓や**脾臓** (spleen) で破壊され、その残りは血液によって腎臓へ運ばれ、そこで濾過されて体外へ排出されます。

白血球は身体への異物の侵入に対しからだを守る働きを有しています。細菌等の異物がからだに侵入すると白血球数が増加します。血小板は出血をしている場所に凝集して血液を固まらせる働きをしています。

□ 筋肉系 (muscle) □

□ **骨格筋** (skeletal muscle)：　自分の意志で自由に動かせる**随意筋** (voluntary muscle) です。組織を顕微鏡で見ると横に無数のスジが入っているように見えるので**横紋筋** (striated muscle) とも言います。

□ **平滑筋** (smooth muscle)：　自分の意志で自由に動かしたり、止めたりできない**不随意筋** (involuntary muscle) です。消化器や泌尿器・生殖器などの壁となっている筋肉です。

□ **心筋** (cardiac muscle)：　心臓だけにある筋肉で自発的に収縮、拡張する機能を持つ不随意筋です。

骨格筋 skeletal muscle

平滑筋 smooth muscle

心筋 cardiac muscle

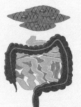

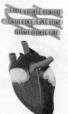

B ではじまる語句

□ back /bæk/	名 背中

補足 普通、体の奥の方を指し、「ノドの奥にかゆみがある」なら I have a scratch in my throat.
☞ 腰部 lower back、背中 back と表現します。

□ balanced diet /ˈbælənst ˈdaɪət/	名 調整食、バランスの取れた食事

□ provide a balanced diet [prəˈvaɪd ə ˈbælənst ˈdaɪət] （病院等が）バランスの取れた食事を提供する

□ banana board /bəˈnɑːnə bɔːd/	名 スライドボード

☞ 患者をベッドからストレッチャーに移すときに使われる移乗用の補助具です。

□ bandage /ˈbændɪʤ/	名 包帯

☞ 日本語では絆創膏をイメージしますが包帯です。

□ remove the bandage [rɪˈmuːv ðə ˈbændɪʤ] 包帯を取る（＊気軽に言うときは、remove の代わりに take off を使える）
□ replace the bandage [rɪˈpleɪs ðə ˈbændɪʤ] 包帯を交換する
□ wrap the bandage around the injured hand [ræp ðə ˈbændɪʤ əˈraʊnd ði ˈɪnʤəd hænd] 怪我をした手に包帯を巻く

□ barium meal /ˈbeərɪəm miːl/	名 バリウム食（嚥下造影検査食）

□ Basedow's disease /ˈbæzidouz dɪˈziz/	名 バセドー病

□ bath lift /bɑːθ lɪft/	名 バスリフト

☞ 電動で昇降するシートで、入浴介助に使います。

B

□ bathroom
/ˈbɑːθruː(ː)m/

名（イギリス英語で）トイレ

補足 アメリカ英語では restroom

□ bd
/biː diː/

略 1日2回

補足 ラテン語で「1日2回」を意味する bis in die に由来する。

□ bed bath
/bed bɑːθ/

名 清拭

☞ 体を動かせない患者の体を拭き清潔にすることです。

□ give the patient a bed bath ［gɪv ðə ˈpeɪʃənt ə bed bɑːθ］　その患者さんに対して清拭を行う

□ bed pan
/bed pæn/

名（さしこみ）便器

□ slide the bed pan under the patient ［slaɪd ðə bed pæn ˈʌndə ðə ˈpeɪʃənt］　患者の体の下にさしこみ便器をすべりこませる

□ bed rest
/bed rest/

名 床上安静（ベッドで安静にしていること）

☞ 安静度を表現する際に使います。

□ be given a bed rest ［bi ˈgɪvn ə bed rest］　床上安静との指示を受ける
□ a complete bed rest ［ə kəmˈpliːt bed rest］　絶対安静

□ bedridden
/ˈbedrɪdən/

形 寝たきりの

□ bedside stand
/ˈbedsaɪd stænd/

名（ベッドの横に置く）サイドテーブル

17

☐ benefits /'bɛnɪfɪts/	名 メリット
☐ benign /bɪ'naɪn/	形 良性の

補足 腫瘍が良性なら benign で、悪性なら malignant [məlignənt]

☐ beriberi /'bɛri'bɛri/	名 脚気^{かっけ}
☐ bicarbonate /baɪ'kɑːbənɪt/	名 重炭酸塩

☞ 血液中の重炭酸塩の濃度のことで、低下すると気分が悪くなったり、最悪の場合、意識障害を起こします。

☐ bin /bɪn/	名 ゴミ箱

補足 アメリカ英語で「ゴミ箱に捨てて下さい」は Throw it in the trash.

☐ bioethics /ˌbaɪoʊ'ɛθɪks/	名 生命倫理
☐ biopsy /'baɪɒpsi/	名 生検（生体組織検査法）

☐ perform a biopsy [pə'fɔːm ə 'baɪɒpsi] 生検を行う（患部の一部を針などで取り出して顕微鏡で調べること）

☐ BIS monitor /bɪs 'mɒnɪtə/	名 BIS モニター

☞「鎮静度」を測る脳波モニターです。

B

| □ **black eye**
/blǽk aɪ/ | 名 眼瞼皮下出血 |

□ have a black eye［hæv ə blæk aɪ］ 殴られ、あるいはぶつけた結果、目のあたりに、青黒く内出血した「青あざ」が出来ていること

| □ **bladder**
/'blǽdə/ | 名 膀胱 |

□ empty one's bladder［'empti wʌnz 'blædə］ 排尿する

| □ **bleed**
/bliːd/ | 動 出血する |

□ bleed from a cut［bliːd frəm ə kʌt］ 切り傷で出血する
□ bleed heavily［bliːd 'hevɪli］ 大量に出血する
□ My nose is bleeding. 鼻血が出ています

| □ **bleeding**
/'bliːdɪŋ/ | 形 出血している |

| □ **blood**
/blʌd/ | 名 血、血液 |

□ draw blood［drɔː blʌd］ 採血する
□ give blood［gɪv blʌd］ 献血する

| □ **blood cell**
/blʌd sɛl/ | 名 血球 |

□ red blood cell［rɛd blʌd sɛl］ 赤血球（酸素を運んでいる血球）
□ white blood cell［waɪt blʌd sɛl］ 白血球（免疫すなわち身体にとっての外敵が入ってきたときにそれを排除する役割を担っている血球）

| □ **blood draw**
/blʌd drɔː/ | 名 採血 |

□ perform a blood draw［pə'fɔːm ə blʌd drɔː］ 採血をする

19

□ blood flow /blʌd fləʊ/	名 血流

□ blood glucose chart /blʌd ˈgluːkəʊs tʃɑːt/	名 血糖測定記録

□ blood pressure /blʌd ˈpreʃə/	名 血圧

□ take a patient's blood pressure［teɪk ə ˈpeɪʃənts blʌd ˈpreʃə］ 患者の血圧を測る
□ I'm going to take your blood pressure. It is 130/80. 血圧を測ります　130の80です
☞ 血圧の値 130/80 は 130 over 80 と読みます。

□ blood sugar /blʌd ˈʃʊgə/	名 血糖値（BS）

☞ 最近は blood glucose が国際的に使われています。

□ fasting blood sugar［ˈfɑːstɪŋ blʌd ˈʃʊgə］ 空腹血糖値（FBS）

□ blood test /blʌd test/	名 血液検査

□ take a blood test［teɪk ə blʌd test］ 血液検査を受ける（＊動詞としては have も使える）

□ blood transfusion /blʌd trænsˈfjuːʒən/	名 輸血

□ do a blood transfusion［dʊ ə blʌd trænsˈfjuːʒən］ 輸血する
□ You need a blood transfusion. あなたは輸血が必要です

□ blood vessel /blʌd ˈvesl/	名 血管

☐ **blood work**
/blʌd wɜːk/

名 血液検査、血液検査の結果

☐ have a blood work ［həv ə blʌd wɜːk］　血液検査を受ける（＊ blood test の
ときも have を使える）

☐ **body alignment**
/ˈbɒdi əˈlaɪnmənt/

名 ボディーアラインメント

☞ 骨、筋肉、腱等の位置を正しくするため、ゆがみを調整することです。

☐ adjust one's body alignment ［əˈdʒʌst wʌnz ˈbɒdi əˈlaɪnmənt］　体の歪みを治す

☐ **body fluid**
/ˈbɒdi ˈflu(ː)ɪd/

名 体液

☐ **body mass index (BMI)**
/ˈbɒdi mæs ˈɪndeks (biː em aɪ)/

名・略 BMI、体格指数

☞ ［体重(kg)］÷［身長(m)の 2 乗］で求めた数値が 22 のときが適正とされます。

☐ **body mechanics**
/ˈbɒdi mɪˈkænɪks/

名 ボディーメカニックス

☞ 動けない患者の介助に際して腰を痛めないようにするための体の動かし方です。

☐ **body temperature**
/ˈbɒdi ˈtemprɪtʃə/

名 体温

☐ normal body temperature ［ˈnɔːməl ˈbɒdi ˈtemprɪtʃə］　平熱

☐ **bone**
/bəʊn/

名 骨

☐ frontal bone ［ˈfrʌntl bəʊn］　前頭骨
☐ parietal bone ［pəˈraɪɪtl bəʊn］　頭頂骨

□ bone marrow /bəʊn ˈmærəʊ/	名 骨髄
□ bone structure /boʊn ˈstrʌktʃər/	名 骨格
□ bowel movement /ˈbaʊəl ˈmuːvmənt/	名 便通、排便

補足 発音に注意。

□ frequent bowel movements［ˈfriːkwənt ˈbaʊəl ˈmuːvmənts］ トイレに何度も通う
□ have a bowel movement［hæv ə ˈbaʊəl ˈmuːvmənt］ 便通がある

□ BP reading /biː piː ˈriːdɪŋ/	名 血圧の値
□ brace /breɪs/	名 頚椎カラー、ネックロック

☞ 交通事故などの場合に、頚椎を保護するために首に巻くコルセットです。

□ place a brace around the injured driver's neck［pleɪs ə breɪs əˈraʊnd ði ˈɪndʒəd ˈdraɪvəz nek］ 怪我をしている運転者の首を頚椎カラーで巻く

□ brain /breɪn/	名 脳

□ brain injury［breɪn ˈɪndʒəri］ 脳損傷

□ brain death /breɪn deθ/	名 脳死

□ diagnosis of brain death［ˌdaɪəgˈnəʊsɪs əv breɪn deθ］ 脳死判定

□ breakout /ˈbreɪkˌaʊt/	名 疫病の集団発生

☐ breast feeding /brest ˈfiːdɪŋ/	名 母乳育児

☐ breath /breθ/	名 呼吸、息

☐ shortness of breath ［ˈʃɔːtnəs əv breθ］ 息切れ
☐ difficulty of breathing ［ˈdɪfɪkəlti əv ˈbriːðɪŋ］ 呼吸苦

☐ breathing /ˈbriːðɪŋ/	名 呼吸

☐ breathlessness /ˈbreθlɪsnəs/	名 息切れ、呼吸困難

☐ broken bone /ˈbrəʊkən bəʊn/	名 骨折、折れている骨

☐ broken shoulder /ˈbrəʊkən ˈʃəʊldə/	名 肩の骨折、肩甲骨の骨折

☐ broken wrist /ˈbrəʊkən rɪst/	名 手首の骨折

☐ bronchial lining /ˈbrɒŋkiəl ˈlaɪnɪŋ/	名 気管支壁

☐ bronchiole /ˈbrɒŋkɪəʊl/	名 細気管支

☞ 肺胞につながる気管の最末端です。

☐ bronchitis /brɒŋˈkaɪtɪs/	名 気管支炎

☐ bruised /bruːzd/	形 打撲傷を負っている
☐ bruises /ˈbruːzɪz/	名 打撲傷、打ち身
☐ bulb /bʌlb/	名 送気球
☐ butterfly stitches /ˈbʌtəflaɪ ˈstɪtʃɪz/	名 皮膚接合用テープ

☞ 傷口を縫わずに、上から皮膚を接合する絆創膏。医療従事者では商品名ステリテープが通称で使われています。

☐ buttocks /ˈbʌtəks/	名 尻、臀部
☐ buzzer /ˈbʌzə/	名 呼出ブザー、ナースコール
☐ by mouth (p.o.) /baɪ maʊθ (piː əʊ)/	名・略 経口投与

補足 略語の p.o. はラテン語の「口から」を意味する per os に由来する。

□ 脳神経 (nervous system) □

　神経系は神経全体の中心となる**中枢神経** (central nervous system) と、中枢神経から全身に分布する**末梢神経** (peripheral nervous system) に二分されています。中枢神経は**脳** (brain) と**脊髄** (spinal cord) からなり、末梢神経から届けられる情報を受け取り、それに応じた指令を送る人体のコントロールセンターの役目を果たしています。一方、末梢神経は 31 対の**脊髄神経** (spinal nerve) と 12 対の**脳神経** (cranial nerve)、および**自律神経** (automatic nervous system) が枝分かれして、電線のように体のすみずみまではりめぐらされています。

脳の各部位

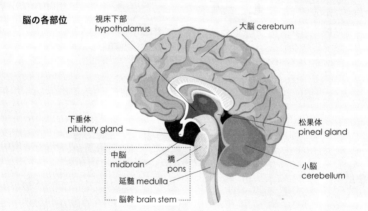

　脳は頭蓋骨に囲まれて、**大脳** (cerebrum)、間脳は視床、**視床下部** (hypothalamus) に区分され、**脳幹** (brainstem) は**中脳** (midbrain)、**橋** (pons)、**延髄** (medulla) に区分され**小脳** (cerebellum) に区分されています。

　大脳は、思考、感情、感覚の認知などに関与しています。
　間脳にある**視床下部**は体温、食欲、代謝の調節を行っています。
　小脳は、身体のバランスをとるために働いています。
　中脳、**橋**、**延髄**は合わせて**脳幹**と呼ばれ、呼吸や循環など生命維持の基本をつかさどる中枢が集まっています。回復不能な障害を**脳死**を言います。

□ 骨格 (bone) □

　骨には体を支える役割と**カルシウム** (calcium) の貯蔵庫の役割があります。
カルシウムは細胞の機能や神経の伝達、筋肉の収縮に必要不可欠な電解質です。

□ 頭蓋骨 (skull)
□ 鎖骨 (collarbone /clavicle)
□ 肩甲骨 (shoulder blade /
　　　　　scalpel)
□ 肋骨 (rib)
□ 胸骨 (breast bone /sternum)
□ 上腕骨 (humerus)
□ 尺骨 (ulna)
□ 橈骨 (radius)
□ 手根骨 (corpus)
□ 腸骨 (ilium)

□ 仙骨 (sacrum)
□ 尾骨 (tailbone)
□ 恥骨 (pubis)
□ 坐骨 (ischium)
□ 脊柱 (backbone /spine)
□ 大腿骨 (thigh bone /femur)
□ 膝蓋骨 (kneecap /patella)
□ 脛骨 (shin bone /tibia)
□ 腓骨 (fibula)
□ 足根骨 (tarsus)

(＊2つの単語が書かれているのは lay terms /medical terms です)

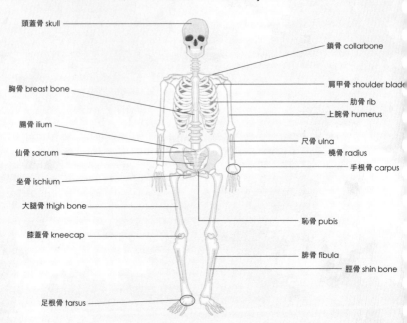

C ではじまる語句

| □ C-section (Caesarian section)
/siː-ˈsekʃən (siːzəˈrɪən ˈsekʃən)/ | 略・名 帝王切開 |

補足 普通分娩は labor

| □ call light
/kɔːl laɪt/ | 名 ナースコール |

| □ calorie intake
/ˈkæləri ˈɪnteɪk/ | 名 カロリー摂取量、栄養摂取量 |

| □ cancer
/ˈkænsə/ | 名 がん |

- □ anticancer agent [ˈænti ˈkænsər ˈeɪʤənt]　抗がん剤
- □ breast cancer [brest ˈkænsə]　乳がん
- □ cervical cancer [ˈsɜrvɪkəl ˈkænsə]　子宮頸部がん
- □ colon cancer [ˈkəʊlən ˈkænsə]　大腸がん
- □ develop cancer [dɪˈveləp ˈkænsə]　がんになる（＊直訳すれば「がんを発生させる」）
  - ⇨ Smokers have a higher chance of developing cancer.　喫煙者の方ががんになる確率が高い
- □ esophageal cancer [ɪsɒfəˈʤɪəl ˈkænsə]　食道がん
- □ laryngeal cancer [ləˈrɪnʤɪəl ˈkænsə]　喉頭がん
- □ liver cancer [ˈlɪvə ˈkænsə]　肝がん
- □ lung cancer [lʌŋ ˈkænsə]　肺がん
- □ pancreatic cancer [pæŋkriˈætɪk ˈkænsə]　すい臓がん
- □ prostate cancer [prɒsteɪt ˈkænsə]　前立腺がん
- □ rule out cancer [ruːl aʊt ˈkænsə]　がんである可能性を否定する
- □ stomach cancer [ˈstʌmək ˈkænsə]　胃がん

| □ cannula
/ˈkænyələ/ | 名 心臓や血管、気管などに挿入する太めの管のこと |

☞ 体内の液体を排出したり、投薬のために体に挿入するチューブです。

- □ nasal cannula [ˈneɪzəl ˈkænyələ]　鼻カニューレ

| □ canteen
/kænˈtiːn/ | 名 食堂 |

□ cape /keɪp/	名 ケープ

□ capillary /'kəpɪləri/	名 毛細血管

補足 イギリス英語だとアクセントは第2音節。

□ capsule /'kæpsjuːl/	名 カプセル

□ carbohydrates /kɑːbəʊ'haɪdreɪts/	名 炭水化物

□ foods rich in carbohydrates [fuːdz rɪtʃ ɪn 'kɑːbəʊ'haɪdreɪts]　炭水化物の多い
食べ物

□ carbon dioxide /'kɑːbən daɪ'ɒksaɪd/	名 二酸化炭素

□ cardiac arrest /'kɑːdiæ ə'rest /	名 心停止

□ have a cardiac arrest [həv ə 'kɑːdiæk ə'rest]　心停止を起こす
□ He has a cardiac arrest.　彼は心停止を起こしている

□ cardiac block /'kɑːdiæk blɒk/	名 心ブロック、房室ブロック

☞ 心房 − 心室間の興奮伝導が遮断されることで、他の部分についても、「遮断され、塞が
れること」を指してブロックと言います。

□ cardiac failure /'kɑːdiæk 'feɪljə/	名 心不全

□ die of cardiac failure [daɪ əv 'kɑːdiæk 'feɪljə]　心不全で死ぬ

cardiac massage
/ˈkɑːdɪæk ˈmæsɑːʒ/

名 心マッサージ

□ external cardiac massage ［ɛksˈtɜːnl ˈkɑːdɪæk ˈmæsɑːʒ］　体外心マッサージ
□ give a cardiac massage ［gɪv ə ˈkɑːdɪæk ˈmæsɑːʒ］　心マッサージを行う
□ open cardiac massage ［ˈəʊpən ˈkɑːdɪæk ˈmæsɑːʒ］　開胸心マッサージ

cardiology
/kɑːdɪˈɒlədʒi/

名 循環器科、心臓病学

□ major in cardiology ［ˈmeɪdʒər ɪn kɑːdɪˈɒlədʒi］　心臓病学を専攻する

cardiopulmonary arrest
/kɑːdɪəʊˈpʌlmən(ə)ri əˈrest/

名 心肺停止

補足 省略して言うときは CPA ［si: pi: eɪ］

□ have a cardiopulmonary arrest ［həv ə kɑːdɪəʊˈpʌlmən(ə)ri əˈrest］　心肺停止
状態になる

cardiotomy
/kɑːdɪˈɒtəmɪ/

名 心臓切開術

cardiovascular disease
/kɑːdɪəʊˈvæskjʊlə dɪˈziːz/

名 心血管疾患

cardiovascular system
/kɑːdɪəʊˈvæskjʊlə ˈsɪstɪm/

名 循環系、心血管系

care
/keə/

名 ケア、介護、医療

□ end-of-life care ［end-ɒv-laɪf keə］　終末期医療
□ palliative care ［ˈpælɪətɪv keə］　緩和ケア
□ terminal care ［ˈtɜːmɪnl keə］　終末期医療

carpal tunnel syndrome
/ˈkɑːpəl ˈtʌnl ˈsɪndrəʊm/

名 手根管症候群
しゅこんかん

C

| ☐ cataract
/ˈkætəˌrækt/ | 名 白内障 |

☐ have a cataract in the left /right eye ［hǝv ə ˈkætəˌrækt ɪn ðə lɛft /raɪt aɪ］ 左／右眼が白内障だ

| ☐ catheter
/ˈkæθɪtə/ | 名 カテーテル |

補足 日本語と発音が全く異なる。

☐ insert a catheter ［ɪnˈsɜːt ə ˈkæθɪtə］ カテーテルを入れる、挿入する

| ☐ central adiposity
/ˈsɛntrəl ˌædɪˈpɒsɪti/ | 名 胴囲 |

| ☐ cerebral bypass surgery
/ˈsɛrɪbrəl ˈbaɪpɑːs ˈsɜːʤəri/ | 名 脳血管バイパス手術 |

| ☐ cerebral hemorrhage
/cˈsɛrɪbrəl ˈhɛmərɪʤ/ | 名 脳出血 |

☐ have a cerebral hemorrhage ［hǝv ə ˈsɛrɪbrəl ˈhɛmərɪʤ］ 脳出血を起こす

| ☐ cerebral infarction
/ˈsɛrɪbrəl ɪnˈfɑːkʃən/ | 名 脳梗塞 |

☐ have a cerebral infarction ［hǝv ə ˈsɛrɪbrəl ˈhɛmərɪʤ］ 脳梗塞を起こす
☞ 海外では脳梗塞、脳出血の両方の意味をもつ stroke が使われます。そこから日本語も脳卒中と表現されます。

| ☐ cervix
/ˈsɜːvɪks/ | 名 頚部 |

| ☐ cheekbones
/ˈʧiːkbəʊnz/ | 名 ほお骨 |

| ☐ chemotherapy
/keməʊˈθerəpi/ | 名 化学療法 |

☐ I am undergoing chemotherapy.　私は化学療法中です

| ☐ chest
/tʃest/ | 名 胸 |

☐ have a tight feeling in the chest [həv ə taɪt ˈfiːlɪŋ ɪn ðə tʃest]　胸がしめつけられる感じがする
☐ have pains in the chest [həv peɪnz ɪn ðə tʃest]　胸に痛みがある

| ☐ chew
/tʃuː/ | 動 (食料を) 噛む |

| ☐ chickenpox
/ˈtʃɪkɪnpɒks/ | 名 水痘 |

☞ 感染症の確認に重要な表現です。

☐ have chickenpox [həv ˈtʃɪkɪnpɒks]　水痘にかかる

| ☐ chief complaint
/tʃiːf kəmˈpleɪnt/ | 名 主訴 |

☞ 患者が最も強く訴える症状のこと、付帯的なものは secondary complaint と言います。

| ☐ childhood disease
/ˈtʃaɪldhʊd dɪˈziːz/ | 名 小児疾患 |

| ☐ chiropractic therapy
/kaɪrəˈpræktɪk ˈθerəpi/ | 名 脊椎徒手療法、カイロプラクティック |

| ☐ chloride
/ˈklɔːraɪd/ | 名 塩化物 |

☐ chronic disease /ˈkrɒnɪk dɪˈziːz/	名 慢性疾患
☐ circular motion /ˈsɜːkjʊlə ˈməʊʃən/	名 円を描くような動き
☐ circumduction /ˈsɜːkəmˈdʌkʃən/	名（理学療法で）分回し運動、屈曲・伸展・外転・内転が組み合わさった複合的な運動

☞ 足や手でハンドルを回すような運動をすることです。

☐ cirrhosis /sɪˈrəʊsɪs/	名 肝硬変
☐ clamp /klæmp/	名 止血鉗子
☐ clavicle /ˈklævɪkl/	名 鎖骨
☐ clean supply room /kliːn səˈplaɪ ruːm/	名 既滅菌材料の保管場所、材料部
☐ cleaner /ˈkliːnə/	名 清掃作業員
☐ cleansing solution /ˈklenzɪŋ səˈluːʃən/	名 消毒液
☐ cleft palate /klɛft ˈpælɪt/	名 <ruby>口唇裂<rt>こうしんれつ</rt></ruby>

☐ cure a cleft palate by surgery [kjʊər ə klɛft ˈpælɪt baɪ ˈsɜːʤəri] 口唇裂を手術で治す

☐ climacteric disorder
/ˌklaɪmækˈtɛrɪk dɪsˈɔːdə/

名 更年期障害

☐ cochlea
/ˈkɒkliə/

名 内耳の蝸牛殻 <ruby>蝸牛<rt>かぎゅう</rt></ruby>殻

補足 形容詞にするときは cochlea

☞ 直訳すれば「かたつむり」ですが、その形状が似ていることから、内耳の器官の１つに蝸牛管というものがあります。

☐ code
/kəʊd/

名（バーコード等の）読み取りコード

☐ swipe the code［swaɪp ðə kəʊd］ コードを読み取らせる

☐ code blue
/kəʊd bluː/

名 コードブルー

☞ 患者の容体が急変したときに関係者を緊急招集するため館内放送で使われる呼びかけ用のフレーズ。通常、どの階の何号室と場所を特定して伝えます。火事を伝える code red のようなものもありますが、大体が国や医療機関が統一化を図っています。

☐ cold
/kəʊld/

名 風邪

☐ bad cold［bæd kəʊld］ 重い風邪
☐ catch a heavy /slight cold［kætʃ ə ˈhevi /slaɪt kəʊld］ ひどい／軽い風邪になる
☐ cold medication［kəʊld medɪˈkeɪʃən］ 風邪薬
☐ go down with a cold［gəʊ daʊn wɪð ə kəʊld］ 風邪で寝込む
☐ have a cold［həv ə kəʊld］ 風邪を引く

☐ colic
/ˈkɒlɪk/

名 疝痛 <ruby>疝痛<rt>せんつう</rt></ruby>

☞ 内臓痛のことです。

☐ experience colic［ɪksˈpɪərɪəns ˈkɒlɪk］ 疝痛を感じている

□ collapse
/kəˈlæps/

動 卒倒する

□ colonoscopic
/ˌkoʊlənəˈskoʊpɪk/

形 大腸／結腸内視鏡を使っての

補足 この種の内視鏡そのものは、colonoscope [koʊˈlɒn əˌskoʊp]

□ coma
/ˈkoʊmə/

名 昏睡

□ be in a coma [bi ɪn ə ˈkoʊmə] 昏睡状態にある（＊ be in a comatose state という言い方もできる）

□ commode
/kəˈmoʊd/

名 ポータブルトイレ、室内用トイレ

□ Complementary and Alternative Medicine (CAM)
/ˌkɒmplɪˈmentəri ənd ɔːlˈtɜːnətɪv ˈmedsɪn (kæm)/

名 相補代替医療

☞ 民間療法を含め、標準的な医療と言えないものの総称です。

□ complex carbohydrates
/ˈkɒmpleks kɑːbəʊˈhaɪdreɪts/

名 複合炭水化物

☞ オリゴ糖ならびにでんぷん＋食物繊維です。

□ conference room
/ˈkɒnfərəns ruːm/

名 （大）会議室

□ confusion
/kənˈfjuːʒən/

名 混乱、錯乱、意識不鮮明

C

conjunctivitis
/kənˌdʒʌŋktə'vaɪtɪs/

名 結膜炎

補足 普通は pink eye で通っているので、「診断は結膜炎だ」というときは、The diagnosis was pink eye. とも言える。

consciousness
/'kɒnʃəsnɪs/

名 意識

補足 発音を確認。

□ recover consciousness [rɪ'kʌvə 'kɒnʃəsnɪs]　意識が戻る（＊動詞としては regain も使う）

constipated
/'kɒnstɪpeɪtɪd/

形 便秘している

補足 専らこの形容詞形と名詞形でのみ使う。

□ get constipated [gɛt 'kɒnstɪpeɪtɪd]　便秘になる

constipation
/kɒnstɪ'peɪʃən/

名 便秘

□ suffer from constipation ['sʌfə frəm kɒnstɪ'peɪʃən]　便秘に悩む

consultant
/kən'sʌltənt/

名 担当医、主任医師

consulting room
/kən'sʌltɪŋ ruːm/

名 診察室

☞ 患者さんの受診時に使う用語です。

contagious
/kən'teɪʤəs/

形 感染性の、他に伝染する

□ highly contagious ['haɪli kən'teɪʤəs]　感染力が強い

□ contraction /kənˈtrækʃən/	名 子宮収縮

□ controller /kənˈtroʊlə/	名 リモコン

□ convulsion /kənˈvʌlʃən/	名 けいれん

□ have a convulsion [həv ə kənˈvʌlʃən] けいれんを起こす

□ cooper scissors /ˈkuːpə ˈsɪzəz/	名 クーパー

☞ 先端が幅広で丸い、手術用のハサミ。

□ coronary artery /ˈkɒrənəri ˈɑːtəri/	名 冠動脈

□ cotton ball /ˈkɒtn bɔːl/	名 コットンボール、ガーゼ

□ cotton swab /ˈkɒtn swɒb/	名 消毒綿、綿棒

□ cough /kɒf/	名 咳

□ suffer from a bad cough [ˈsʌfə frəm ə bæd kɒf] ひどい咳をしている
□ a dry cough [ə draɪ kɒf] 痰を伴わない空咳（＊冠詞が付く）
□ a raspy cough [ə ˈrɑːspi kɒf] ゼーゼー言うような咳
□ a wet cough [ə wet cough] 痰を伴う咳

□ cough syrup /kɒf ˈsɪrəp/	名 シロップ（特に咳止めシロップ）

☐ country of origin /ˈkʌntri əv ˈɒrɪdʒɪn/	名 出身国

☐ COVID-19 /ˈkoʊvɪd naɪnˈtiːn/	略 新型コロナウィルス

☞ WHO による命名で、coronavirus と disease の組み合わせに、2019 年発生が示されています。

☐ a new variant of corona [ə njuː ˈveəriənt əv kəˈrəʊnə]　変異株

【新型コロナウィルス感染症の特徴的な症状】
☐ shortness of breath [ˈʃɔːtnəs əv breθ]　息切れ
　⇨ have shortness of breath [hæv ˈʃɔːtnəs əv breθ]　息切れがしている
☐ fatigue [fəˈtiːg]　慢性疲労
　⇨ suffer from fatigue [ˈsʌfə frəm fəˈtiːg]　慢性疲労に陥る
☐ muscle or body aches [ˈmʌsl ɔː ˈbɒdi eɪks]　全身の筋肉痛
☐ new loss of taste or smell [njuː lɒs əv teɪst ɔː smɛl]　味覚や嗅覚の消失

【救急車を呼ばなければならないような症状】
☐ have trouble breathing [həv ˈtrʌbl ˈbriːðɪŋ]　呼吸がうまくできない
☐ persistent pain or pressure in the chest [pəˈsɪstənt peɪn ɔː ˈpreʃər ɪn ðə tʃest]
胸部の持続する痛みと圧迫感
☐ inability to wake or stay awake [ˌɪnəˈbɪlɪti tə weɪk ɔː steɪ əˈweɪk]　覚醒していられない
☐ bluish lips or face [ˈbluːɪʃ lɪps ɔː feɪs]　口唇や顔色不良（＊動詞と使うなら have）

☐ CPR /siː piː ɑː/	略 心肺蘇生法

補足 cardiopulmonary resuscitation を省略した言葉。定型的に組み合わさる動詞は、インフォーマルなら do で、フォーマルなら perform。

☐ cramp /kræmp/	名 けいれん

☐ get a cramp [get ə kræmp]　けいれんを起こす（脚等がつる）

☐ cramping /ˈkræmpɪŋ/	名 筋けいれん

□ crash cart /kræʃ kɑːt/	名 救急カート

☞ 患者の容体急変時に必要な薬剤・機材がそろっているセットです。

□ crutches /ˈkrʌtʃɪz/	名 松葉杖

□ CT scanner /siː tiː ˈskænə/	名 CT スキャン装置、コンピューター断層撮影装置

□ cubicle /ˈkjuːbɪkl/	名 大部屋内の個々のベッド

□ cuff /kʌf/	名 マンシェット

☞ 一般的に、チューブの先端についている風船の部分、血圧計のふくらむ部分、気管内チューブのカフの部分。血圧計とつながった、上腕部に巻くゴム袋入の細長い布で、ゴムの袋に空気を送り込んで動脈を圧迫します。

□ cure /kjʊə/	名 治療法

□ Cushing's disease /ˈkʊʃɪŋz dɪˈziːz/	名 クッシング病

☞ 脳の下垂体に出来た腫瘍による副腎皮質から分泌されるホルモンが過剰分泌される疾患です。

□ cut /kʌt/	切り傷

□ a deep cut [ə diːp kʌt] 深い切り傷 (＊冠詞が付く)
□ a small cut [ə smɔːl kʌt] 小さな切傷

□ 新型コロナウィルス感染症（COVID-19）□

これらの表現は、臨床で外国人患者さんと接するときのコミュニケーションツールとして使えます。指差しで使用してみてください。

- □ fever　熱
- □ chills　寒気
- □ cough　咳
- □ shortness of breath　息切れ
- □ difficulty breathing　呼吸困難感
- □ fatigue　疲労感
- □ muscle or body aches
　　全身の筋肉痛

- □ headache　頭痛
- □ new loss of taste or smell
　　味覚や嗅覚の消失
- □ sore throat　咽頭痛
- □ runny nose　鼻水
- □ nausea　吐き気
- □ vomiting　嘔吐
- □ diarrhea　下痢

救急車を呼ばなければならないような症状
- □ trouble breathing　呼吸がうまくできない
- □ persistent pain or pressure in the chest　胸部の持続する痛みと圧迫感
- □ confusion　意識混迷
- □ inability to wake or stay awake　覚醒していられない
- □ bluish lips or face　口唇や顔色不良

新型コロナウィルス感染症で使われる表現
- □ Do not visit public areas.　公共の場所にはいってはいけません。
- □ Avoid public transportation.　公共の交通機関の利用を避けてください。
- □ Get rest and stay hydrated.　休息をとり脱水予防をしてください。

その他
- □ droplet infection　飛沫感染
- □ contact infection　接触感染
- □ airborne infection　空気感染
- □ close contact　濃厚接触
- □ oral infection　経口感染

（出典：Center for Disease Control（CDC）https://www.cdc.gov）

＊　COVID-19 の最新情報は CDC（アメリカ疾病予防管理センター）からの情報が正確性が高いと言われています。CDC のページはすべて英語で書かれているイメージがありますが、各言語に翻訳されています。例えば、2021 年 4 月現在、ワクチンに関しては、以下のリンクで日本語で情報を得ることができます。
https://www.cdc.gov/coronavirus/2019-ncov/vaccines/index.html?fbclid=IwAR18DbG0rhf7m_aW1410Vquh9JXkN_2BspKPDunYazSeWcMmtMXx1gQFoAk

D ではじまる語句

□ date of birth
/deɪt əv bɜːθ/

名 生年月日

> 補足 日付の書き方は、
> アメリカは、Month, Day, Year の順（例：January 6, 2008）
> ヨーロッパは、Day, Month, Year の順（例：6th January 2008）

□ day
/deɪ/

名 1日

□ every second day, every other day ['evri 'sekənd deɪ, 'evri 'ʌðə deɪ]　2日に1回
□ once a day [wʌns ə deɪ]　1日1回
□ three times a day [θri: taɪmz ə deɪ]　1日3回
□ twice a day [twaɪs ə deɪ]　1日2回

□ defecate
/'defɪkeɪt/

動 排便する

□ deficiency
/dɪ'fɪʃənsi/

名 不足

□ degenerative disc disease
/dɪ'dʒenərətɪv dɪsk dɪ'ziːz/

名 椎間板変性症

□ dehydrated
/diːhaɪ'dreɪtɪd/

形 脱水状態にある

□ become dehydrated [bɪ'kʌm diːhaɪ'dreɪtɪd]　脱水症状を起こす

□ dehydration
/diːhaɪ'dreɪʃən/

名 脱水症状

□ have dehydration [həv diːhaɪ'dreɪʃən]　脱水状態に陥っている

□ delayed development
/dɪ'leɪd dɪ'veləpmənt/

名 発達遅延、発達障害

□ suffer from delayed development ['sʌfə frəm dɪ'leɪd dɪ'vɛləpmənt] 発達遅延が認められる、発達障害がある

delirium
/dɪ'lɪrɪəm/
名 せん妄、意識混濁

□ suffer from delirium ['sʌfə frəm dɪ'lɪrɪəm] せん妄状態／意識混濁に陥る

delivery
/dɪ'lɪvəri/
名 分娩

delivery room
/dɪ'lɪvəri ruːm/
名 分娩室

dentistry
/'dentɪstri/
名 歯科

dentures
/'dentʃəz/
名 入れ歯

補足 入れ歯を「入れている」のを表す動詞は have か wear
☞ 救急患者の搬送時、所持物品を預かります。入れ歯は貴重な所持品のため重要な表現です。

department
/dɪ'pɑːtmənt/
名 （院内の各）診療科

□ 内科 Internal Medicine Department [ɪn'tɜːnl 'mɛdsɪn dɪ'pɑːtmənt]
□ 外科 Surgery Department ['sɜːʤəri dɪ'pɑːtmənt]
□ 小児科 Pediatric Department [piːdɪ'ætrɪk dɪ'pɑːtmənt]
□ 精神科 Psychiatric Department [saɪkɪ'ætrɪk dɪ'pɑːtmənt]
□ 整形外科 Orthopedic Deperment [ˌɔːθəʊ'piːdɪk dɪ'pɑːtmənt]
□ 脳神経外科 Neurosurgery Department [ˌnjʊərəʊ'sɜːʤəri dɪ'pɑːtmənt]
□ 眼科 Ophthalomology Department [ˌɒfθəl'mɒləʤi dɪ'pɑːtmənt]
□ 皮膚科 Dermatology Department [ˌdɜːmə'tɒləʤi dɪ'pɑːtmənt]
□ 産婦人科 Obstetrics and Gynecology Department [ɒb'stɛtrɪks ən ˌgaɪnɪ'kɒləʤi dɪ'pɑːtmənt]
□ 病理検査部 Pathology Department [pə'θɒləʤi dɪ'pɑːtmənt]

☐ depression /dɪˈpreʃən/	名 うつ病
☐ dermatitis /dɜːməˈtaɪtɪs/	名 皮膚炎
☐ dermatology /dɜːməˈtɒlədʒi/	名 皮膚科
☐ diabetes /daɪəˈbiːtiːz/	名 糖尿病

☐ diabetes mellitus (DM)［daɪəˈbiːtiːz mellitus (diː em)］　糖尿病（正式名称）
☐ have diabetes［həv daɪəˈbiːtiːz］　糖尿病である

☐ diabetic /ˌdaɪəˈbetɪk/	形 糖尿病の
☐ diabetic neuropathy /ˌdaɪəˈbetɪk njʊˈrɒpəθi/	名 糖尿病性神経障害
☐ diabetic ulcer /ˌdaɪəˈbetɪk ˈʌlsə/	名 糖尿病性潰瘍
☐ diagnosed with /ˈdaɪəgnəʊzd wɪð/	句 …と診断される

☐ I was diagnosed with hypertension.　私は高血圧と診断されました

☐ diagnostic imaging /ˌdaɪəgˈnɒstɪk ˈɪmɪdʒɪŋ/	名 画像診断
☐ dialysis /daɪˈælɪsɪs/	名 透析

☐ undergo dialysis［ʌndəˈgəʊ daɪˈælɪsɪs］　透析を受ける

□ dialysis center /daɪˈælɪsɪs ˈsentə/	名 透析センター

□ diaper /ˈdaɪəpə/	名 おむつ

☞ おむつは患者に現物を見せながらでない限りこの単語を使わないと通じません。

□ do a diaper change [duː ə ˈdaɪəpə ˈtʃeɪndʒ]　おむつ交換を行う

D

□ diaphragm /ˈdaɪəfræm/	名 横隔膜、ダイアフラム

□ diarrea /daɪəˈrɪə/	名 下痢

補足 イギリス英語でのスペルは diarroea [dɪəˈrɛ̃ə]、大差ないが発音としては、o が入っている分、そこを強調する人もいる。

□ diet /ˈdaɪət/	名 食事（特に病院食、治療食）

☞ 日本語のイメージと違い、普通の食事のことを表します。

□ diet for renal disease [ˈdaɪət fə ˈriːnəl dɪˈziːz]　腎臓病食
□ diet restrictions [ˈdaɪət rɪsˈtrɪkʃənz]　食事制限
□ clear liquid diet [klɪə ˈlɪkwɪd ˈdaɪət]　清澄流動食（食物繊維ゼロ）
□ full liquid diet [fʊl ˈlɪkwɪd ˈdaɪət]　流動食
□ go on a diet [gəʊ ɒn ə ˈdaɪət]　（減量等のため）ダイエットをする
□ liquid diet [ˈlɪkwɪd ˈdaɪət]　流動食
□ restricted diet [rɪsˈtrɪktɪd ˈdaɪət]　特別制限食
□ rice porridge [raɪs ˈpɒrɪdʒ]　おかゆ
□ soft diet [sɒft ˈdaɪət]　軟食（舌でつぶせる程度に柔らかい食事）

□ dietary fiber /ˈdaɪətəri faɪbə/	名 食物繊維

□ have dietary fiber [həv ˈdaɪətəri faɪbə]　食物繊維を含んでいる
□ low in fiber [ləʊ ɪn faɪbə]　食物繊維が少ない
□ rich in fiber [rɪtʃ ɪn faɪbə]　食物繊維を多く含む

□ sources of fiber ['sɔːsɪz əv faɪbə] 食物繊維源

□ dietary restrictions /'daɪətəri rɪs'trɪkʃənz/	名 食事制限

□ have dietary restrictions [həv 'daɪətəri rɪs'trɪkʃənz] 食事制限をしている、
食事を制限されている

□ digest /dɪ'ʤest/	動 消化する

□ digital blood pressure monitor /'dɪʤɪtl blʌd 'preʃə 'mɒnɪtə/	名 電子血圧計

□ diphtheria /dɪf'θɪərɪə/	名 ジフテリア

□ discharge /dɪ'tʃɑːʤ/	動 退院する

□ discharge plan /dɪs'tʃɑːʤ plæn/	名 退院支援計画書

□ discharge planning /dɪs'tʃɑːʤ plænɪŋ/	名 退院計画

☞ 患者の退院によって生じる治療、療養、生活上の問題を明らかにし立案される計画です。

□ disease /dɪ'ziːz/	名 疾病、疾患、病気

□ a diarreal disease [ə ˌdɪə'rēəl dɪ'ziːz] 下痢を伴う病気（＊冠詞が付く。イギ
リス英語のスペルは diarrhoea [ˌdaɪ ə'ri ə]）
□ have a disease [həv ə dɪ'ziːz] 病気にかかっている（＊ suffer from も使える）
□ an infectious disease [ən ɪn'fekʃəs dɪ'ziːz] 感染症
□ a transmit a disease [ə trænz'mɪt ə dɪ'ziːz] 病気をうつす

【病気の表現の違い】
- ☐ illness ['ɪlnəs] 健康状態が悪いこと
- ☐ disease [dɪ'ziz] 心臓や腎臓などの体の器官がうまく機能しない病気
- ☐ sickness ['sɪknəs] 病気だと思う気持ち、心の状態
- ☐ disorder [dɪ'sɔrdər] 通常の機能に及ぼす精神的な問題、身体的な問題がある状況（a panic disorder パニック障害）

補足 illness、disease、sickness は可算名詞、不可算名詞どちらでも使うが、ある病気と特定する場合は冠詞を付ける。

D

☐ **disinfect** /dɪsɪn'fekt/	動 消毒する

☐ **disinfectant** /ˌdɪsɪn'fektənt/	名 消毒液

補足「消毒作業」は disinfection [dɪsɪn'fekʃən]

- ☐ rub disinfectant on hands [rʌb ˌdɪsɪn'fektənt] 手を消毒する
- ☐ disinfectant with ozone [ˌdɪsɪn'fektənt wɪð 'ouˌzoun] オゾン入り消毒薬（「オゾンで消毒する」なら disinfect with ozone）
- ☐ ethanol for disinfection ['eθəˌnɔl fər dɪsɪn'fekʃən] 消毒用エタノール

☐ **dislocate** /'dɪsləʊkeɪt/	動 脱臼する

☐ **dislocated joints** /'dɪsləʊkeɪtɪd dʒɔɪnts/	名 脱臼した関節

☐ **dislocations** /dɪsləʊ'keɪʃənz/	名 脱臼

☐ **disorder** /dɪs'ɔːdə/	名 障害、疾患

- ☐ genetic disorder [dʒɪ'netɪk dɪs'ɔːdə] 遺伝性の障害

☐ **disorientation** /dɪsˌɔːrien'teɪʃən/	名 見当識障害

☞ 認知能力の障害で、今、自分がどこにいるのか、何時なのか、何曜日なのか等がわからなくなっていること。

□ show signs of disorientation ［ʃəʊ saɪnz əv dɪsˈɔːrɪɛnˈteɪʃən］　見当識障害の兆候がある

□ **disposable gloves** /dɪsˈpəʊzəbl glʌvz/	名 使い捨ての手袋
□ **dizziness** /ˈdɪzɪnɪs/	名 めまい
□ **dizzy** /ˈdɪzi/	動 目がまわる、ふらつく

□ feel dizzy ［fiːl ˈdɪzi］　めまいがする

□ **doctor** /ˈdɒktə/	名 医師

□ see a doctor ［siː ə ˈdɒktə］　医師に診てもらう

☞ 医師は専門によって以下のように表現されます。
□ physician ［fəˈzɪʃən］　内科医
□ surgeon ［ˈsɜːdʒən］　外科医
□ pediatrician ［ˌpiːdiəˈtrɪʃən］　小児科医
□ ENT doctor ［iː ɛn tiː ˈdɑktər］　耳鼻咽喉科医
□ psychiatrist ［saɪˈkaɪətrɪst］　精神科医
□ obstetrician and gynecologist ［ˌɒbstɛˈtrɪʃən ən ˌɡaɪnɪˈkɒlədʒɪst］　産婦人科医

□ **dosage** /ˈdəʊsɪdʒ/	名 投薬量
□ **dose** /dəʊs/	名 服用量

□ adjust the dose ［əˈdʒʌst ðə dəʊs］　服用量を調整する／加減する

□ Down syndrome
/daʊn ˈsɪndrəʊm/

名 ダウン症候群

□ have Down syndrome ［həv daʊn ˈsɪndrəʊm］ ダウン症だ

□ drainage
/ˈdreɪnɪdʒ/

名 排液法

☞ 手術中の患者からの浸出液、膿、血液などを誘導、排出することで、ドレナージとも言います。

□ perform drainage ［pəˈfɔːm ˈdreɪnɪdʒ］ 排液を実施する

□ drawer
/ˈdrɔːə/

名 引き出し

□ dressing
/ˈdresɪŋ/

名 包帯

☞ ステリテープ（商品名 Steri-Strip™）などの手術創部の離開防止に使うテープも入ります。

□ absorbent dressing ［əbˈsɔːbənt ˈdresɪŋ］ 吸収性包帯（接着剤をコーティングしたフィルムのおかげで接触面をさらっと保てる）
□ antimicrobial dressing ［æntɪmaɪˈkrəʊbɪ(ə)l ˈdresɪŋ］ 抗菌包帯
□ change the dressing ［tʃeɪndʒ ðə ˈdresɪŋ］ 包帯を交換する
□ dressing change ［ˈdresɪŋ tʃeɪndʒ］ ガーゼ交換
□ hydrating dressing ［ˈhaɪdreɪtɪŋ ˈdresɪŋ］ 密封包帯

□ drips
/drɪps/

名 点滴、点滴器具

□ drops
/drɒps/

名 点眼液

□ drowsiness
/ˈdraʊzɪnəs/

名 眠気、だるさ

□ drug chart /drʌg tʃɑːt/	名 投薬管理表

☞ 正式には patient medication record です。

□ due date /djuː deɪt/	名 出産予定日

□ dyspnea /dɪspˈnɪə/	名 呼吸困難

□ have dyspnea ［həv dɪspˈnɪə］ 呼吸困難に陥っている
□ a patient with dyspnea ［ə ˈpeɪʃənt wɪð dɪspˈnɪə］ 呼吸困難になっている患者

□ 消化器 （digestive system） □

　口で食べ物をかみ**唾液**（**saliva**）と混ぜて飲み込みます。唾液と混じった食べ物は**食道**（**esophagus**）に送られます。

　食道を通過した食べ物は胃（stomach）の中で消化酵素のひとつである**胃液**（**gastric fluid**）と混ぜられ、**糖**（**carbohydrate**）や**タンパク質**（**protein**）などがさらに小さく分解されます。この過程を**消化**（**digestion**）と言います。**脂肪**（**lipid**）は胃では分解されません。

　十二指腸（**duodenum**）に胃の内容物が送られると、**膵臓**（**pancreas**）から**膵液**（**pancreatic fluid**）、**胆嚢**（**gall bladder**）から**胆管**（**bile duct**）を通って**胆汁**（**bile**）が分泌されます。

　肝臓は横隔膜のすぐ下、重さ約 1300g の体内で最大の臓器です。肝臓は胆汁を分泌して消化を助ける働きをしています。十二指腸でこれらの消化液と混ぜ合わされた内容物は小腸に送り込まれます。

　小腸（**small intestine**）で食物は栄養素まで分解されて、大部分が主に腸壁から血中に吸収されます。**大腸**（**colon**）では小腸で吸収しきれなかった水分とミネラルが吸収されます。消化されずに残ったものが**直腸**（**rectum**）に入ると、**肛門**（**anus**）を通って排泄されます。食べた物などで異なりますが、排便は通常食べてから１〜２日です。

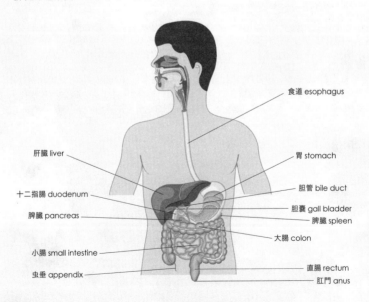

食道 esophagus

肝臓 liver

胃 stomach

十二指腸 duodenum

胆管 bile duct

脾臓 pancreas

胆嚢 gall bladder

脾臓 spleen

大腸 colon

小腸 small intestine

虫垂 appendix

直腸 rectum

肛門 anus

□ 感覚器　耳 (ear)・鼻 (nose) □

　耳 (ear) は聴覚と平衡感覚を司っている重要な感覚器官です。

　外耳 (outer ear) と**中耳** (middle ear) と**内耳** (inner ear) から構成されています。通常耳と呼んでいる部分が**耳介**(auricle)です。耳介から**鼓膜**(eardrum)まで続いている耳の穴が**外耳道** (ear canal) です。

　中耳とは**耳小骨** (auditory ossicle) と**耳管** (auditory canal) であり、鼓膜で受けた音を増幅する機能があります。耳管は**咽頭** (pharynx) に開口しています。内耳とは**蝸牛** (cochlea)・**前庭** (vestibular)・**三半規管** (semicircular canal) との総称です。蝸牛は音を電気信号に変える機能、前庭と半規管は平衡感覚を受容し電気信号に変える機能を司っています。

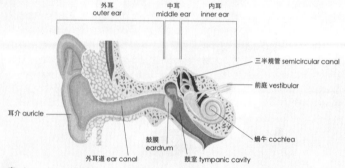

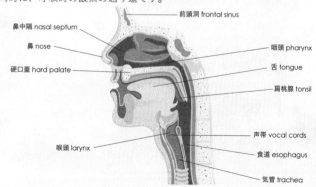

　鼻 (nose) は呼吸時にガスの通路およびフィルターとして働きます。

　鼻の**粘膜** (mucosa) は空気に十分な温度と湿度を与えるとともに異物を取り除くフィルターの役割を果たします。また臭いを感じることも大事な機能です。

　咽頭 (pharynx)・**喉頭** (larynx) は食べ物や水分を飲み込の通り道であると同時に、呼吸時の酸素の通り道です。

E ではじまる語句

□ ear /ɪə/	名 耳

□ ear canal [ɪə kəˈnæl] 外耳道
□ ear drops [ɪə drɒps] 点耳液
□ ear infection [ɪər ɪnˈfekʃən] 耳の感染症
□ middle ear [ˈmɪdl ɪə] 中耳

□ early dementia /ˈɜːli dɪˈmenʃə/	名 初期認知症

□ eating disorder /ˈiːtɪŋ dɪsˈɔːdə/	名 摂食障害

□ ECG machine /iː siː dʒiː məˈʃiːn/	名 心電計、心電図検査装置

補足 ドイツ語由来が残っており TV ドラマでは EKG と言ったりもする。

□ echocardiogram /ɛkoʊˌkɑːdɪəˈgræm/	名 超音波検査

□ eczema /ˈeksɪmə/	名 湿疹

□ edges /ˈedʒɪz/	名 周囲

□ effusion /ɪˈfjuːʒən/	名 浸出液

□ elbow /ˈelbəʊ/	名 肘

☐ electrocardiogram /ɪˌlektrəʊˌkɑːdɪəˈɡræm/	名 心電計
☐ electrolyte /ɪˈlektrəʊlaɪt/	名 電解質
☐ electrosurgical knife /ɪˈlektrəʊˈsɜːdʒɪkəl naɪf/	名 電気メス
☐ elimination /ɪlɪmɪˈneɪʃən/	名 排泄
☐ emergency /ɪˈmɜːdʒənsi/	名 救急医療案件、救命救急
☐ emergency department /ɪˈmɜːdʒənsi dɪˈpɑːtmənt/	名 救急外来、救急センター
☐ emergency medicine /ɪˈmɜːdʒənsi ˈmedsɪn/	名 救急医療
☐ emergency room /ɪˈmɜːdʒənsi ruːm/	名 救急外来、救急センター
☐ emergency treatment /ɪˈmɜːdʒənsi ˈtriːtmənt/	名 救急処置
☐ empathy /ˈempəθi/	名 共感、相手の立場に立って物事を考える こと
☐ endocrinology /endəʊkraɪˈnɒlədʒi/	名 内分泌科

E

□ endoscopy /ɛnˈdɒskəpi/	名 内視鏡検査

□ endoscopic procedure ［ˌɛndoʊˈskɑpɪk prəˈsiːdʒə］ 内視鏡的処置

□ ENT (=Ears, Nose, Throat) /i: en ti:/	略 耳鼻咽喉科

☞ 耳鼻科は otorhinolaryngology ［ˌoʊtoʊˌraɪnoʊˌlærɪŋˈɡɒlədʒi］ですが、現在は ENT の方が通じます。

□ enteric disease /ɛnˈtɛrɪk dɪˈziːz/	名 腸疾患

□ entrapment syndromes /ɪnˈtræpmənt ˈsɪndrəʊmz/	名 絞扼性神経障害

□ epigastralgia /ɛpɪɡasˈtraldʒə/	名 心窩部痛

☞ みぞおちの痛みです。

□ epilepsy /ˈɛpɪlepsi/	名 てんかん

□ suffer an epilepsy attack ［ˈsʌfə ən ˈɛpɪlepsi əˈtæk］ てんかんの発作を起こす

□ epinephrine /ɛpəˈnefrɪn/	名 アドレナリン、エピネフリン

□ ER doctor /i: ɑ: ˈdɒktə/	名 救急医、救急専門医

□ erythema /ˌɛrəˈθiːmə/	名 紅斑

□ esophageal pressure /ɪˌsɒfəˈdʒɪəl ˈpreʃə/	名 食道内圧
□ esophagus /ɪˈsɒfəgəs/	名 食道
□ exercise /ˈeksəsaɪz/	名 運動

□ exercises for recovery ［ˈeksəsaɪzɪz fə rɪˈkʌvəri］ 機能回復訓練

□ expectorant /ɛksˈpektərənt/	名 去痰剤
□ extension /ɪksˈtenʃən/	名 （理学療法での）伸展
□ eye /aɪ/	名 目

□ dry eye ［draɪ aɪ］ 眼乾燥症、ドライアイ
□ eye drops ［aɪ drɒps］ 点眼液、目薬
□ a teary eye ［ə ˈtɪəri aɪ］ 涙目（＊涙目に「なっている」と言うときは、have
を使う）

□ eye protection /aɪ prəˈtekʃən/	名 保護メガネ

E

□ 眼 (eye) を構成する要素とその働き □

- □ 結膜 (conjunctiva)：　白目の部分。
- □ 角膜 (cornea)：　入ってきた光を屈折させ、眼球内で焦点を結ぶ役割。
- □ 瞳孔 (pupil)：　黒目の部分。光を通す役割を担う。
- □ 虹彩 (iris)：　瞳孔の周りにある茶色い部分で、収縮することで眼球内に入る光量を調節する。
- □ 毛様体 (ciliary body)：　収縮して水晶体の厚みを変える役割。
- □ 水晶体 (lens)：　楕円形のレンズ状の部分で、毛様体の収縮により厚みを変えて光を屈折させることにより焦点を合わせる。この部位が白濁すると「白内障」となる。
- □ 網膜 (retina)：　水晶体の背面、眼底にあり、視細胞が光を電気信号へ変換して視神経へと送り出す役割。
- □ 視神経 (optic nerve)：　網膜の視細胞からの電気信号を大脳の後頭葉へ伝達する役割。
- □ 黄斑部 (macula)：　色覚・形態覚を司る視細胞が集中している視力の最も鋭敏な部分。

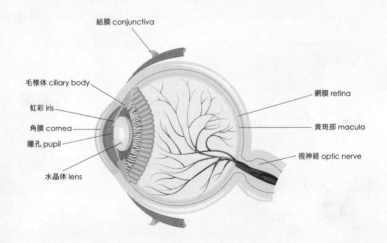

F ではじまる語句

☐ face /feɪs/	名 顔、顔面
☐ face pack /feɪs pæk/	名 フェイスパック
☐ faint /feɪnt/	動 気を失う
☐ fall /fɔːl/	名 転倒
☐ fallopian tube /fallopian tjuːb/	名 卵管
☐ fasciitis /ˌfæʃiaɪtɪs/	名 筋膜炎
☐ fatal /ˈfeɪtl/	形 致命的な
☐ fats /fæts/	名 脂肪
☐ feces /ˈfiːsiːz/	名 大便
☐ feces removal /ˈfiːsiːz rɪˈmuːvəl/	名 摘便

補足 manual feces removal という言い方もある。

☐ perform feces removal [pəˈfɔːm ˈfiːsiːz rɪˈmuːvəl] 摘便をする

□ feed oneself /fiːd wʌnˈself/	句 人手を借りずに食事する
□ feeding /ˈfiːdɪŋ/	名 摂食
□ feel bloated /fiːl ˈbləʊtɪd/	句 腹部膨満感がある
□ feeling /ˈfiːlɪŋ/	名 感触

□ burning feeling [ˈbɜːnɪŋ ˈfiːlɪŋ] 焼け付くような感触
□ tingling feeling [ˈtɪŋglɪŋ ˈfiːlɪŋ] チクチクする感触

□ fellow /ˈfɛləʊ/	名 専門臨床医

☞ resident の課程を終了した、スペシャリストです。

□ fetus /ˈfiːtəs/	名 胎児
□ fever /ˈfiːvə/	名 熱、発熱

□ have a fever [həv ə ˈfiːvə] 熱がある

□ feverish /ˈfiːvərɪʃ/	形 熱っぽい、熱のある感じがする
□ fiber /faɪbə/	名 食物繊維

□ insoluble fiber [ɪnˈsɒljʊbl faɪbə] 不溶性食物繊維
□ soluble fiber [sɒljʊbl faɪbə] 水溶性食物繊維
□ source of fiber [sɔːs əv faɪbə] 食物繊維源

F

□ fifth disease /fɪfθ dɪˈziːz/	名 伝染性紅斑（りんご病）

補足 erythema infectiosum ［ˌɛrɪˈθiːmə infektiosum］ ともいう。

□ finger /ˈfɪŋɡə/	名 指

□ fist /fɪst/	名 こぶし

□ pump one's fist ［pʌmp wʌnz fɪst］　手を軽く握る

□ flection /ˈflekʃən/	名 （理学療法での）屈曲

□ flow sheet /fləʊ ʃiːt/	名 経過一覧表

□ flu /fluː/	名 インフルエンザ

補足 発音に注意。

□ a flu shot ［ə fluː ʃɒt］　インフルエンザの予防接種

□ fluid /ˈflu(ː)ɪd/	名 液体、体液

□ an accumulation of fluid ［ən əkjuːmjuˈleɪʃ(ə)n əv ˈflu(ː)ɪd］　体液の滞留（胸水等）

□ focal neuropathy /ˈfəʊkəl njuˈrɒpəθi/	名 局所性神経障害

□ foliculitis /fəˌlɪkyəˈlaɪtɪs/	名 毛包炎

☞ 毛根を包んでいる部分の炎症です。

□ **fontanel**
/ˌfɒntnˈel/　　　　　　　　名 泉門

☞ 頭頂部の骨がまだ完全に閉じていない新生児に見られる、中央前寄りにある軟らかい部分です。

□ **food allergy**
/fuːd ˈælədʒi/　　　　　　名 食物アレルギー

□ **food intake**
/fuːd ˈɪnteɪk/　　　　　　 名 摂食

□ **food journal**
/fuːd ˈdʒɜːnl/　　　　　　名 食事記録

□ **foot**
/fʊt/　　　　　　　　　　名 足

【足の部位】
□ foot［fʊt］　足首からつま先までの部分
□ leg［leg］　足首から足の付け根まで
□ toe［təʊ］　足の指、つま先
□ instep［ˈɪnstep］　足の甲
□ sole［səʊl］　足の裏
□ arch［ɑːtʃ］　土踏まず
□ heel［hiːl］　踵
□ Achilles tendon［əˈkɪliːz ˈtendən］　アキレス腱
□ ankle［ˈæŋkl］　足首
□ shin［ʃɪn］　脛
□ calf［kɑːf］　ふくらはぎ
□ knee［niː］　膝
□ kneecap［ˈniːkæp］　膝蓋
□ thigh［θaɪ］　大腿

□ **forceps**
/ˈfɔːseps/　　　　　　　　名 鉗子

☞ 手術のときに組織が動かないようにしたり、持ち上げるのに使います。

63

□ forehead /ˈfɒrɪd/	名 ひたい

□ fracture /ˈfræktʃə/	名 骨折

補足 fracture には冠詞が付く。

- □ an open fracture ［ən ˈəʊpən ˈfræktʃə］ 複雑骨折（皮膚も破れ骨が露出するような骨折。＊ compound fracture とも言う）
- □ have a fracture ［həv ə ˈfræktʃə］ 骨折する
- □ lower limb fractures ［ˈləʊə lɪm ˈfræktʃəz］ 下肢の骨折
- □ suffer a fracture ［ˈsʌfər ə ˈfræktʃə］ 骨折する

□ fungal infection /ˈfʌŋg(ə)l ɪnˈfekʃən/	名 真菌症

補足 mycosis ［maɪˈkoʊsɪs］ とも呼ばれる。

G ではじまる語句

☐ gangrene /ˈɡæŋɡriːn/	名 壊疽 (え そ)
☐ gastralgia /ɡæˈstrældʒiə/	名 胃の痛み

補足 stomach ache とも表現される。

☐ gastrectomy /ɡæˈstrektəmi/	名 胃切除
☐ gastroenterology /ɡæstroʊɛntəˈrɒlədʒi/	名 消化器科
☐ gastrointestinal tract /ɡæstrəʊɪnˈtestɪn(ə)l trækt/	名 消化管
☐ gauze /ɡɔːz/	名 ガーゼ

補足 発音が日本語と異なる。

☐ gender /ˈdʒendə/	名 性別
☐ general information /ˈdʒenərəl ɪnfəˈmeɪʃən/	名 総合案内
☐ general internal medicine /ˈdʒenərəl ɪnˈtɜːnl ˈmedsɪn/	名 内科
☐ general practitioner (GP) /ˈdʒenərəl prækˈtɪʃnə (dʒiː-piː)/	名・略 一般開業医、かかりつけの医師

補足 主にイギリス英語。アメリカ英語では family doctor という。

☐ genetic /ʤɪˈnetɪk/	形 遺伝性の
☐ geriatric consultant /ʤeriˈætrɪk kənˈsʌltənt/	名 老年医学の専門医
☐ geriatrics /ʤeriˈætrɪks/	名 老年医学
☐ gift shop /ɡɪft ʃɒp/	名 売店
☐ give birth /ɡɪv bɜːθ/	句 出産する
☐ glandular fever /ˈɡlændjʊlə ˈfiːvə/	名 腺熱、伝染性単核症

☞ リンパ節が腫れ、発熱する病気で、感染症の一種です。

☐ glaucoma /ɡlɔːˈkəʊmə/	名 緑内障

☐ develop glaucoma [dɪˈveləp ɡlɔːˈkəʊmə]　緑内障になる

☐ glucometer /ɡluːˈkɒmɪtə/	名 血糖値測定器
☐ glucose /ˈɡluːkəʊs/	名 ブドウ糖

☐ give glucose [ɡɪv ˈɡluːkəʊs]　ブドウ糖を投与する

☐ goiter /ˈɡɔɪtər/	名 甲状腺腫（甲状腺のしこり）

☐ **grab bar** /græb bɑː/	名 （立ち座りの際につかまる）手すり
☐ **grabber** /ˈgræbə/	名 リーチャー、マジックハンド

☞ 離れた所にあるものを取る道具です。

☐ **Grave's disease** /greɪvz dɪˈziz/	名 バセドー病の別名
☐ **groin** /grɔɪn/	名 鼠径部 <small>そけいぶ</small>
☐ **grooming** /ˈgrʊmɪŋ/	名 身だしなみ
☐ **growth** /grəʊθ/	名 成長

☐ encourage growth ［ɪnˈkʌrɪʤ grəʊθ］　成長を促す
☐ inhibit growth ［ɪnˈhɪbɪt grəʊθ］　成長を妨げる、抑止する
☐ promote growth ［prəˈməʊt grəʊθ］　成長を促す

☐ **gums** /gʌmz/	名 歯茎
☐ **gurney** /ˈgɜrni/	名 搬送用ストレッチャー

補足 アメリカ英語。

H ではじまる語句

□ hair /heə/	名 毛髪、髪

□ wash a patient's hair ［wɒʃ ə 'peɪʃənts heə］　患者の洗髪をする

□ hall /hɔːl/	名 廊下

□ hamstring /'hæmstrɪŋ/	名 大腿部膝屈筋 <small>しつくっきん</small>

☞ 太ももの裏側にある一群の筋です。

□ hand blocks /hænd blɒks/	名 ハンドブロック

☞ 患者が自分でベッド上を移動するときに使う補助具です。

□ handover meeting /'hændəʊvə 'miːtɪŋ/	名 引継ぎミーティング

□ hard lumps /hɑːd lʌmps/	名 硬い固形物

□ harelip /'heə'lɪp/	名 口唇裂 <small>こうしんれつ</small>

補足 正式には cleft palate

□ harmful /'hɑːmfʊl/	名 有害

□ Hashimoto's disease /haʃiˈmoʊtoʊz drˈziz/	名 橋本病

☞ 甲状腺ホルモンが少なくなる疾患で、慢性甲状腺炎とも呼ばれます。

□ hay fever /heɪ ˈfivər/	名 花粉症、花粉アレルギー

補足 定型的に一緒に使う動詞は have なので、「自分は花粉症だ」は I have hay fever.

□ head /hed/	名 頭、頭部

□ put your head on one side［pʊt jə hed ɒn wʌn saɪd］ 頭を片側に傾けてください

□ heal completely /hiːl kəmˈpliːtli/	句 (創傷などが) 完治する

□ healed /hiːld/	形 治っている

H

□ health care provider /helθ keə prəˈvaɪdə/	名 医療サービス提供者

☞ 日本語での医療従事者の意味に近い用語です。

□ healthcare assistant /ˈhelθkeər əˈsɪstənt/	名 介護士

□ hearing aid /ˈhɪərɪŋ eɪd/	名 補聴器

□ hearing problems /ˈhɪərɪŋ ˈprɒbləmz/	名 耳が悪い、難聴

□ heart /hɑːt/	名 心臓

□ heart attack［hɑːt əˈtæk］ 心臓発作、心筋梗塞
☞ 心筋梗塞や狭心症発作などすべてを含む意味です。

□ heart bypass surgery ［hɑːt ˈbaɪpɑːs ˈsɜːʤəri］　心臓バイパス手術
□ heart condition ［hɑːt kənˈdɪʃən］　心疾患
□ heart failure ［hɑːt ˈfeɪljə］　心不全
□ heart massage ［hɑːt ˈmæsɑːʒ］　心（臓）マッサージ（＊ cardiac massage とも言う）
　⇨ do a heart massage ［du ə hɑːt ˈmæsɑːʒ］　心マッサージを行う
□ heart murmur ［hɑːt ˈmɜːmər］　心雑音
□ heart problem ［hɑːt ˈprɒbləm］　心臓病、心疾患
□ heart rate ［hɑːt reɪt］　心拍数

□ **heartburn**
/ˈhɑːtbɜːn/
名 胸焼け

□ have heartburn ［həv ˈhɑːtbɜːn］　胸焼けがする

□ **heat illness**
/hiːt ˈɪlnɪs/
名 熱中症

□ develop heat illness ［dɪˈvɛləp hiːt ˈɪlnɪs］　熱中症になる

□ **heat patch**
/hiːt pætʃ/
名 温湿布、カイロ

□ **heel**
/hiːl/
名 かかと

□ **hematochezia**
/hɪmætoʊˈkiziə/
名 血液を含んだ便通

□ **hematology**
/ˌhiməˈtɒlədʒi/
名 血液学

□ **hematemesis**
/hemateˈmesis/
名 吐血

□ **hemorrhage**
/ˈhɛmərɪʤ/
名 出血

□ arrest hemorrhage [ə'rest 'hemərɪʤ] 止血する

hemorrhagic fever
/hemə'ræɡɪk 'fiːvər/

名 出血熱

☞ エボラ出血熱は、Ebola hemorrhagic fever

hemostat
/'himəstæt/

名 止血鉗子

hemostatic forceps
/himə'stætɪk 'fɔːseps/

名 止血鉗子

☞ 一般的には clamps または hemostats と呼ばれています。

hepatitis
/hepə'taɪtɪs/

名 肝炎

□ suffer from hepatitis ['sʌfə frəm hepə'taɪtɪs] 肝炎になる

hepatoma
/hepə'toʊmə/

名 肝細胞がん

herbal medicines
/'hɜːbəl 'medsɪnz/

名 生薬

☞ 天然由来の医薬品の総称です。

hereditary disease
/hɪ'redɪtəri dɪ'ziːz/

名 遺伝病

heredity
/hɪ'redɪti/

名 遺伝

hernia
/'hɜːniə/

名 ヘルニア

☞ 体の組織が本来の位置からずれて、「はみ出した」状態になっていることです。

□ disc hernia ［dɪsk 'hɜːnɪə］ 椎間板ヘルニア
☞ 背骨を構成している椎間と椎間との間にあるクッション（椎間板という名の軟骨）外に飛び出て、付近の神経を刺激し、痛みやしびれを起こすことです。
□ inguinal hernia ['ɪŋgwɪnl 'hɜːnɪə］ 鼠径ヘルニア、脱腸（本来腹膜の中に収まっている腸の一部が腹膜を破り、外に飛び出た状態になっていること）

□ herpes zoster /'hɜrpiz 'zɒstər/	名 帯状疱疹

補足 shingles の方が普通の言い方。

□ high Fowler's /haɪ 'faʊləz/	名 ハイファーラー位

☞ 上半身を 60 度から 90 度に起こした状態を指し、胃食道逆流を防ぐメリットがあります。

□ hip /hɪp/	名 ウエストの下に張り出した部分と股関節

補足 back は背部・腹部、waist は胴のくびれ。

□ hip operation ［hɪp ɒpə'reɪʃən］ 股関節の手術
□ hip replacement operation ［hɪp rɪ'pleɪsmənt ɒpə'reɪʃən］ 股関節置換術

□ hoist /hɔɪst/	名 リフター、持ち上げ機器

□ Holter monitor /'həʊltə 'mɒnɪtə/	名 ホルター心電計

☞ 24 時間、継続的に心電図を記録する携帯型の心電計です。

□ home care nurse /həʊm keə nɜːs/	名 訪問看護師

□ hospice /'hɒspɪs/	名 ホスピス

□ hospice facility /ˈhɒspɪs fəˈsɪlɪti/	名 ホスピス
□ hospital /ˈhɒspɪtl/	名 病院

□ hospital gown [ˈhɒspɪtl gaʊn]　前開き病衣
□ be admitted to hospital [bi ədˈmɪtɪd tə ˈhɒspɪtl]　入院する
□ be discharged from hospital [bi dɪsˈtʃɑːdʒd frəm ˈhɒspɪtl]　退院する
□ be rushed to the hospital [bi rʌʃt tə ðə ˈhɒspɪtl]　病院に緊急搬送される

□ hot-water bottle /hɒt-ˈwɔːtə ˈbɒtl/	名 湯たんぽ
□ hour /ˈaʊər/	名 時間

□ every four hours [ˈevri fɔːr ˈaʊəz]　4時間ごとに

□ hs /eɪtʃ ɛs/	略 就寝時の略語

補足 ラテン語の hora somni に由来する。

□ Huntington's disease /ˈhʌntɪŋtənz dɪˈziz/	名 ハンチントン病

☞ 遺伝性に発病し運動機能や認知機能に影響を及ぼす進行性の神経変性疾患。

□ hurt /hɜːt/	動 痛む

□ Where does it hurt?　痛むのはどこですか？

□ hypercholesterolemia /haɪpərkəlɛstərəˈlimiə/	名 高コレステロール血症

H

hyperkeratosis
/ˌhaɪpərkerəˈtoʊsɪs/

名 過角化症

☞ 皮膚の角質層が厚く硬くなる疾患です。

hypertension
/ˌhaɪpə(ː)ˈtenʃən/

名 高血圧症、高血圧

□ suffer from hypertension [ˈsʌfə frəm haɪpə(ː)ˈtenʃən]　高血圧症だ

hyperthermia
/ˌhaɪpərˈθɜrmiə/

名 高体温症

□ develop hyperthermia [dɪˈvɛləp ˌhaɪpərˈθɜrmiə]　高体温になる
□ hyperthermia therapy [haɪpərˈθɜrmiə ˈθɛrəpi]　温熱療法

hyperthyroidism
/ˌhaɪpərˈθaɪrɔɪdɪzəm/

名 甲状腺亢進症

hypoglycemia unawareness
/ˌhaɪpoʊglaɪˈsiːmiə ˌʌnəˈweənəs/

名 無自覚性低血糖

hypoglycemic attack
/ˌhaɪpoʊglaɪˈsimɪk əˈtæk/

名 低血糖発作

□ have a hypoglycemic attack [həv ə haɪpoʊglaɪˈsimɪk əˈtæk]　低血糖発作を起こす

hypothermia
/ˌhaɪpoʊˈθɜːmiə/

名 低体温症

□ have hypothermia [həv haɪpoʊˈθɜːmiə]　低体温症になる

┃ではじまる語句

□ ice pack /aɪs pæk/	名 アイスパック、冷湿布
□ ideal body weight (IBW) /aɪˈdɪəl ˈbɒdi weɪt (aɪ biː ˈdʌblju(ː))/	名・略 標準体重
□ identity bracelet /aɪˈdentɪti ˈbreɪslɪt/	名 患者識別バンド、リストバンド
□ ileus tube /ˈɪlɪəs tjuːb/	名 イレウス管

☞ 腸内の内容物を体外に出すための管で、鼻などから通します。

□ immune system /ɪˈmjuːn ˈsɪstɪm/	名 免疫システム
□ improvement /ɪmˈpruːvmənt/	名 (病状の) 改善

□ produce improvement [prəˈdjuːs ɪmˈpruːvmənt] （症状の）改善をもたらす
⇨ No improvement was found.　病状の改善は見られなかった
⇨ The drug produced some improvement.　その薬で若干の病状改善が認められた

□ incision /ɪnˈsɪʒən/	名 創部

☞ 手術のために切開した結果できた傷のことです。

□ incontinence /ɪnˈkɒntɪnəns/	名 失禁

□ a patient with incontinence [ə ˈpeɪʃənt wɪð ɪnˈkɒntɪnəns]　失禁患者

□ incontinent /ɪnˈkɒntɪnənt/	形 失禁しやすい

☐ independence /ˌɪndɪˈpɛndəns/	名 自立度
☐ independence measure /ˌɪndɪˈpɛndəns ˈmɛʒər/	名 自立度評価法
☐ indigestion /ˌɪndɪˈdʒɛstʃən/	名 消化不良
☐ inducer /ɪnˈdjuːsə/	名 陣痛促進剤
☐ infection /ɪnˈfɛkʃən/	名 感染症

☞ 地域レベルでの、地域限定ですぐ終息するものは epidemic と呼ばれ、世界的な拡大となると、pandemic と呼ばれます。

☐ airborne infection [ˈeəbɔːn ɪnˈfɛkʃən] 空気感染
☐ contact infection [ˈkɒntækt ɪnˈfɛkʃən] 接触感染（「濃厚接触」は close contact [kləʊs kɒntækt] と言う）
☐ droplet infection [ˈdrɒplɪt infection] 飛沫感染
☐ oral infection [ˈɔːrəl ɪnˈfɛkʃən] 経口感染
☐ an infection has broken out [ən ɪnˈfɛkʃən həz ˈbrəʊkən aʊt] 感染症が発生した
☐ the infection is slowing down [ði ɪnˈfɛkʃən z ˈsləʊɪŋ daʊn] 感染症は拡大ペースを落としている
☐ the infection is spreading rapidly [ði ɪnˈfɛkʃən z ˈsprɛdɪŋ ˈræpɪdli] 感染症は急拡大している

☐ infection control /ɪnˈfɛkʃən kənˈtroʊl/	名 感染対策
☐ infectious /ɪnˈfɛkʃəs/	形 感染力がある、感染性の
☐ inflammation /ˌɪnfləˈmeɪʃən/	名 炎症

□ **informed consent**
/ɪnˈfɔːmd kənˈsent/

名 説明に基づく同意（IC）

□ obtain an informed consent ［əbˈteɪn ən ɪnˈfɔːmd kənˈsent］ 説明に基づく同意
を得る

□ **in-grown toe nails**
/ɪn-ɡrəʊn təʊ neɪlz/

名 陥入爪（かんにゅうそう）

☞ 足の爪が肉に食い込んでしまっている「巻爪」のことです。

□ **inhaler**
/ɪnˈheɪlə/

名 吸入器

☞ ネブライザー吸入、ステロイドインヘラー両方の意味を持っています。

□ **injection**
/ɪnˈdʒekʃən/

名 注射

□ insulin injection ［ˈɪnsjʊlɪn ɪnˈdʒekʃən］ インスリン注射
□ give an injection ［ɡɪv ən ɪnˈdʒekʃən］ 注射をする、打つ
□ have an injection ［həv ən ɪnˈdʒekʃən］ 注射を打ってもらう
☞ 患者さんへの説明に使います。

□ **injury**
/ˈɪndʒəri/

名 外傷、怪我

補足 銃器等による負傷は wound

□ treat an injury ［triːt ən ˈɪndʒəri］ 怪我の手当をする

□ **in-patient**
/ˈɪn-peɪʃənt/

名 入院患者

□ **Inpatients**
/ˈɪnˌpeɪʃənts/

名 入院患者（相談）窓口

補足 院内の部署名なので固有名詞扱いをし、キャピタライズしている。

□ insomnia
/ɪnˈsɒmnɪə/

名 不眠症

補足 一緒に使う動詞は suffer from

□ intensive care
/ɪnˈtensɪv keə/

名 集中治療室

□ be in intensive care [bi ɪn ɪnˈtensɪv keə]　集中治療室に入っている

□ intern
/ˈɪntɜrn/

名 インターン（実習医）

□ intestinal infection
/ɪnˈtestɪnl ɪnˈfekʃən/

名 腸管感染症

□ intestine
/ɪnˈtestɪn/

名 腸、腸管

□ large intestine [lɑːdʒ ɪnˈtestɪn]　大腸
□ small intestine [smɔːl ɪnˈtestɪn]　小腸

□ intramuscular injection
/ˌɪntrəˈmʌskjulər ɪnˈdʒekʃən/

名 筋肉内注射

□ intravenous
/ˌɪntrəˈviːnəs/

形 静脈内の

□ intravenous drip (IV drip)
/ˌɪntrəˈviːnəs drɪp (aɪ viː drɪp)/

名・略 点滴

□ be given an IV drip [bi ˈɡɪvn ən aɪ viː drɪp]　点滴をしてもらう
□ be put on an IV drip [bi pʊt ɒn ən aɪ viː drɪp]　点滴をされる

□ intubated
/ˈɪntjʊbeɪtɪd/

形 （気管）挿管されている

81

☞ 呼吸を助ける気管にチューブが入れてあることです。

☐ **invasive blood pressure (IBP)**
/ɪnˈveɪsɪv blʌd ˈpreʃə (aɪ biː piː)/

名・略 観血式血圧

☞ 動脈内に感度の良い動脈カテーテルを挿入して、内部的に血圧を測定する方法です。

☐ **isolation**
/ˌaɪsəʊˈleɪʃən/

名 隔離

☐ **itchy**
/ˈɪtʃi/

形 かゆい

☐ **IV bag**
/aɪ viː bæg/

名 点滴バッグ

補足 IV は intravenous の略。
☞ 点滴の際に投与する薬剤を入れるプラスチックの袋です。

☐ **IV fluid**
/aɪ viː ˈfluː(ː)ɪd/

名 点滴液

☐ **IV pole**
/aɪ viː pəʊl/

名 点滴台、点滴スタンド

J・K ではじまる語句

□ job title
/dʒɒb ˈtaɪtl/

名 職名、職種

【職名・職種の例】
□ health care workers [ˈhɛlθkeə ˈwɜːkəz]　医療従事者
□ doctor [ˈdɒktə]　医師
□ registered nurse [ˈrɛdʒɪstəd nɜːs]　正看護師
□ physical therapist (PT) [ˈfɪzɪkəl ˈθerəpɪst]　理学療法士
□ occupational therapist (OT) [ˌɒkjuˈpeɪʃənl ˈθerəpɪst]　作業療法士（理学療法士は担当医師と連携し、治療後に、患部の機能が回復することに力を入れるが、作業療法士は日常の動作を正常にできるように手伝う）
□ speech language hearing therapist (ST) [spiːtʃ ˈlæŋgwɪdʒ ˈhɪərɪŋ ˈθerəpɪst]　言語聴覚士
□ medical engineer [ˈmɛdɪkəl ˌɛndʒɪˈnɪə]　臨床工学技士
□ medical social worker [ˈmɛdɪkəl ˈsəʊʃəl ˈwɜːkə]　医療ソーシャルワーカー
□ medical technologist [ˈmɛdɪkəl tɛkˈnɒlədʒɪst]　臨床検査技師
□ pharmacist [ˈfɑːməsɪst]　薬剤師
□ radiologic technologist [ˌreɪdɪəˈlɒdʒɪk tɛkˈnɒlədʒɪst]　診療放射線技師

□ joint
/dʒɔɪnt/

名 関節

□ jug
/dʒʌg/

名 水差し

□ kidney dish
/ˈkɪdni dɪʃ/

名 膿盆（のうぼん）

☞ そら豆の形をした容器のことです。

□ kidney(s)
/ˈkɪdni(es)/

名 腎臓

□ kidney failure [ˈkɪdni ˈfeɪljə]　腎不全
□ kidney stone [ˈkɪdni stəʊn]　腎結石

□ knee
/niː/

名 膝

□ knee replacement [niː rɪˈpleɪsmənt]　膝置換術

□ 腎臓 (kidney) □

　血液中の老廃物は腎臓で濾過され、**尿** (urine) という形で体外へ排出されます。

　体内を巡った老廃物を多く含んでいる血液を濾過し、尿をつくる**腎臓** (kidney)、作られた尿を腎臓から膀胱へ送る**尿管** (urinary duct)、尿を蓄えておく**膀胱** (bladder)、膀胱に貯まった尿を排泄する際の通り道である**尿道** (urethral tube) があり、それぞれが自律神経によってうまくコントロールされて**排尿** (urination) のシステムを機能させています。

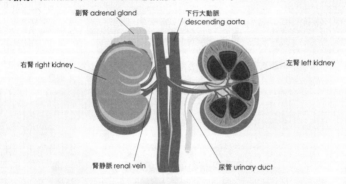

副腎 adrenal gland　　下行大動脈 descending aorta
右腎 right kidney　　左腎 left kidney
腎静脈 renal vein　　尿管 urinary duct

□ 皮膚 (skin) □

　皮膚 (skin) は表面側から見て、**表皮** (epidermis)・**真皮** (dermis)・**皮下組織** (hypodermis) という3つの層からできています。

　有害な物質の皮膚内侵入や水分の蒸発を防ぎ人体を守っています。体温調節の役割もあります。痛覚や温度覚、振動覚、位置覚などの触覚を感じる役割もあります。

　様々な内臓疾患の**合併症** (complication) が**発疹** (rash) という形で出現します。

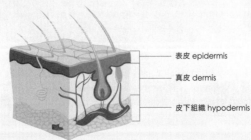

表皮 epidermis
真皮 dermis
皮下組織 hypodermis

□ 患者さんと一緒に使えるコミュニケーションツールなど □

　本書と同じように、患者さんと見ながら使えるサイトを紹介します。検査や治療のオリエンテーションで指差しをしながらも使えます。すべて無償で参照できるものです。

○ **MedlinePlus**
　英語と日本語の対訳が正確で、同じページに併記されています。
　https://medlineplus.gov/languages/japanese.html

○ **Health information translations**
　https://www.healthinfotranslations.org/

○ **多言語音声翻訳アプリ「多言語音声翻訳アプリ　ボイストラ」**
　外国人患者さんとのコミュニケーションに使えるアプリです。日本語で入力した文が英語の音声となり、救急車で外国人患者さんに使われることもあります。
　https://voicetra.nict.go.jp/index.html

医学英語の勉強に使えるリンク

○ **翻訳に使えるリンク**
　医学では多くはこの DeepL が使われています。
　https://www.deepl.com/translator#ja/en/%E7%97%9B%E3%81%BF

○ **医療の英単語を学ぶのに使えるリンク**
　厚生労働省が医療通訳のために作成したものですが、単語集は他の職種でも使えます。
　https://www.mhlw.go.jp/stf/seisakunitsuite/bunya/0000056944.html

○ **MSD マニュアル家庭版**（プロフェッショナル版ではありません）
　医学事典 MSD マニュアルは、1899 年より 120 年以上続く、信頼できる医学情報を共有するための世界的な社会貢献事業です。医師向けの医学事典を一般向けにわかりやすく書き下ろした「MSD マニュアル家庭版」は、ウェブサイトとモバイルアプリでどなたでもご利用いただけます。多言語に対応しています。
　https://www.msdmanuals.com/ja-jp/%E3%83%9B%E3%83%BC%E3%83%A0?kui=LbI-A14pnzSRcYuR1j0x4w&fbclid=IwAR2-ppZtoCYu-qMBMsqmmgIudQf1bWCqc81Jc82Kw3YXhKjs3b7hc3IMcnk

（URL 最終アクセス日：2021 年 4 月）

Lではじまる語句

□ labor /ˈleɪbə/	名 出産、分娩

□ labor pains /ˈleɪbə peɪnz/	名 陣痛

□ laceration /ˌlæsəˈreɪʃən/	名 裂傷、擦過傷 (すり傷)

□ lacerations to the patient's shin [ˌlæsəˈreɪʃənz tə θə ˈpeɪʃənts ʃɪn]　患者がすねに擦り傷を負っている

□ lactase /ˈlækteɪs/	名 乳糖分解酵素

□ lactose /ˈlæktəʊs/	名 乳糖

□ lactose intolerance /ˈlæktəʊs ɪnˈtɒlərəns/	名 乳糖不耐症 (乳製品アレルギー)

補足 一緒に使う動詞は have が一般的。

□ lancet /ˈlɑːnsɪt/	名 ランセット

☞ 微量採血のための穿刺器具。自己血糖測定時に使用します。

□ laparoscopic /ˌlæpərəˈskəʊpɪk/	形 腹腔鏡を使っての

補足 腹腔鏡そのものは、laparoscope [ˈlæpərəˌskəʊp]

□ laxative /ˈlæksətɪv/	名 下剤

□ be given a laxative [bi ˈgɪvn ə ˈlæksətɪv]　下剤をもらう、処方してもらう

□ prescribe someone laxatives [prɪsˈkraɪb ˈsʌmwʌn ˈlæksətɪvz]　…に下剤を処方する

□ leaky heart valve /ˈliːki hɑːt vælv/	名 心臓弁膜症

□ leg /leg/	名 脚

□ leg brace [leg breɪs]　下肢装具
□ leg lift [leg lɪft]　脚の上げ下げ
□ shoots down the leg [ʃuːts daʊn ðə leg]　脚の方に（痛み等が）伝わる

□ leucocytosis /luːkoʊsaɪˈtoʊsɪs/	名 白血球増多症

□ leucopenia /luːkəʊˈpiːnɪə/	名 白血球減少症

□ leukemia /luːkimɪə/	名 白血病

□ acute leukemia [əˈkjuːt luːkimɪə]　急性白血病
□ chronic leukemia [ˈkrɑnɪk luːkimɪə]　慢性白血病
□ (be) diagnosed with leukemia [ˈdaɪəgnəʊzd wɪð luːkiːmɪə]　白血病と診断される

□ level of consciousness /ˈlevl əv ˈkɒnʃəsnɪs/	名 意識レベル

□ lie back /laɪ bæk/	句 仰向けに寝る

□ lie down /laɪ daʊn/	句 横になる

L

☐ **life expectancy** /laɪf ɪksˈpektənsi/	名 余命

☐ be told one's life expectancy was ... years ［bi təʊld wʌnz laɪf ɪksˈpektənsi wɒz ... jɪəz］ 余命は…年と告げられる

☐ **lifestyle habit** /ˈlaɪfstaɪl ˈhæbɪt/	名 生活習慣

補足 ただし「生活習慣病」は lifestyle-habit induced disease という言い方をするのが一般的。

☐ **lift** /lɪft/	動 持ち上げる
☐ **light reflex** /laɪt ˈriːfleks/	名 対光反射

☞ 瞳孔に光を当てると瞳孔が小さくなる反応のことです。

☐ There is no light reflex.　対光反射がない

☐ **lights out** /laɪts aʊt/	名 消灯
☐ **lights out time** /laɪts aʊt taɪm/	名 消灯時刻
☐ **limb** /lɪm/	名 四肢
☐ **lipid profile** /ˈlɪpɪd ˈprəʊfaɪl/	名 脂質状態
☐ **liver** /ˈlɪvə/	名 肝臓

□ fatty liver ［'fæti 'livə］ 脂肪肝
□ liver failure ['livə 'feiljə］ 肝不全

□ **local anesthetic** /'ləʊkəl ænɪs'θetɪk/	名 局所麻酔薬
□ **loss of appetite** /lɒs əv 'æpɪtaɪt/	名 食欲不振
□ **loss of consciousness** /lɒs əv 'kɒnʃəsnɪs/	名 意識消失
□ **lower back** /'ləʊə bæk/	名 腰
□ **lower back pain** /'laʊə bæk peɪn/	名 腰痛

□ acute lower back pain ［ə'kjuːt 'ləʊə bæk peɪn］　ぎっくり腰、腰痛
□ have lower back pain ［həv 'laʊə bæk peɪn］　腰痛がある

□ **lozenge** /'lɒzɪndʒ/	名 トローチ
□ **lukewarm water** /'luːkwɔːm 'wɔːtə/	名 ぬるま湯
□ **lumbago** /lʌm'beɪgəʊ/	名 ぎっくり腰、腰痛

補足 これ自体フォーマルな言い方なので動詞と組みあわせるなら suffer from

□ **lung(s)** /lʌŋ(z)/	名 肺

□ left lung ［left lʌŋ］　左肺
□ right lung ［raɪt lʌŋ］　右肺

L

☐ lung capacity
/lʌŋ kəˈpæsɪti/

名 肺活量分画

☞ 肺機能検査で測定する肺の中に含まれる気体の量で、呼気と吸気を測る検査なので、吐ききった際に肺の中に残る残気量は測定されず、計算外となる点が肺活量 vital capacity と異なります。

☐ Lyme disease
/laɪm dɪˈziz/

名 ライム病

☞ ダニが媒介する感染症です。

☐ lymph nodes
/lɪmf nəʊdz/

名 リンパ節

□「気遣い」を示す言い回し ①□

適宜、会話に入れて、感じのいいやり取りになるようにしましょう。

* : Nurse（看護師）、 : Patient（患者さん）

挨拶をする

- □ **N**: Good morning /afternoon. How are you feeling?　**P**: I feel better today.
- □ **N**: Good morning /afternoon. How are you doing?　**P**: It's worse than yesterday.
- □ **N**: Good morning. How are you sleeping?　**P**: Not very well.　**N**: Sorry to hear that.

退室などの別れ際に言う言葉

N : Have a nice day.　**P** : You too.

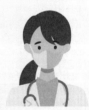

□ どうぞお大事にされてください。
　Take care.
　I hope you a speedy recovery.

いいにくいことを伝える

□ 非常にいいにくいのですが…。
　I hate to tell you this but....

苦労を労う

□ 辛い検査よくがんばりましたね。
　I know it's a burdensome exam. That makes it all the more admirable that you went through it.

同情する

□ 大変でしたね。
　Sorry to hear that.
　That's terrible.
　I'm sorry such a thing happened to you.
　That must be awful.

□ 結果を受け止めるのに時間がかかると思います。
　It will take some time to understand and accept the situation.

□「気遣い」を示す言い回し ②□

励ます

□ 一緒に頑張っていきましょう。
Let's deal with this together.

□ ご心配はわかりますが、気を楽に持ちましょう。
Please be at ease. Don't worry.
I know how worried you must be, but please be at ease.
Don't worry. Let's see how things go.

□ 痛みはいかがですか？
N : How's the pain?　　P : OK, I think.　　N : That's good.

□ 回復していきますよ。
N : So far, your recovery has gone well.　　P : That's good to know.

□ 処置を終えたことを知らせる。
OK, we're done.
OK, the examination is over.

□（介助後などに）様子を尋ねる。
Is that better?

□ 新しい薬の効き目、どうですか？
N : Any luck with the new medicine.　　P : Thank you. Things are better.

□ 特に心配なことはありますか？
Is there anything you're particularly worried about?

手助けを申し出る

□ 何かできることがあればおっしゃって下さい。
Let me know if there's anything I can do for you.
N : Is there anything you would like to ask me?　　P : No, but thank
you for asking.

□ 必要なときはナースコールを押してください、すぐに伺います。
If anything changes, just press that button.
I'll be here when you need me. Just press the button.

□ 説明の途中で「ご質問等はありますか？」と確かめる。
Do you have any questions or concerns about this medicine?
Were you able to understand the doctor's explanation?

M ではじまる語句

☐ **mad cow disease** /mæd kaʊ dɪˈziːz/	名 狂牛病

☞ 正式名称が、bovine spongiform encephalopathy［ˈboʊˌvaɪn ˈspʌndʒəˌfɔrm ɛnˌsɛfəˈlɔ pəθi］なので BSE と呼ばれることもあります。

☐ **malformation** /mælfɔːˈmeɪʃən/	名 形成異常、奇形
☐ **malignant** /məˈlɪgnənt/	形 悪性の
☐ **malnutrition** /mælnjuː(ː)ˈtrɪʃən/	名 栄養失調
☐ **manipulations** /mənɪpjʊˈleɪʃənz/	名 徒手整復

☞ 手を使って、骨の位置を修正したりすることです。

☐ **manometry** /mənɒmˈetri/	名 圧測定法
☐ **marital status** /ˈmærɪtl ˈsteɪtəs/	名 既婚・未婚の別
☐ **mask** /mɑːsk/	名 マスク

☐ non-rebreathing mask［nɒn-riːˈbriːðɪŋ mɑːsk］ リザーバー付きマスク（マスクの穴とリザーバー（酸素を貯留させておく袋）との接続部に、逆流防止弁を装着して呼気をリザーバーに入れないようにすることで、高濃度酸素を投与するために用いるマスク）
☐ oxygen mask［ˈɒksɪʤən mɑːsk］ 酸素マスク（＊発音に注意）
☐ surgical mask［ˈsɜːʤɪkəl mɑːsk］ 外科用マスク

☐ maternity department /məˈtɜːnɪti dɪˈpɑːtmənt/	名 産科
☐ maternity unit /məˈtɜːnɪti ˈjuːnɪt/	名 産科病棟
☐ MCH /ɛm siː eɪtʃ/	略 赤血球1個当たりの、平均ヘモグロビン量

補足 mean corpuscular hemoglobin を略したもの。

☐ meals /miːlz/	名 食事
☐ mealtimes /ˈmiːltaɪmz/	名 給食時、食事時
☐ measles /ˈmiːzlz/	名 麻疹
☐ medical abbreviations /ˈmedɪkəl əbriːvɪˈeɪʃ(ə)nz/	名 医学用語の略語
☐ medical emergency /ˈmedɪkəl ɪˈmɜːdʒənsi/	名 救急治療を要する事態
☐ medical equipment /ˈmedɪkəl ɪˈkwɪpmənt/	名 医療器具
☐ medical firm /ˈmedɪkəl fɜːm/	名 製薬会社

M

補足 pharmaceutical company とも表現される。

【医療関係の会社】
　☐ medical device manufacturer[ˈmedɪkəl dɪˈvaɪs ˌmænjʊˈfæktʃərə]　医療機器メーカー

□ medical material manufacture ['mɛdɪkəl mə'tɪərɪəl ˌmænjʊ'fæktʃərə] 医療材料メーカー

□ medical notes /'medɪkəl nəʊts/	名 診療情報
□ medical professional /'medɪkəl prə'feʃənl/	名 医療専門職
□ medical record /'medɪkəl 'rekɔːd/	名 診療録（カルテ）

☞ カルテはドイツ語です。

□ medical social services /'medɪkəl 'səʊʃəl 'sɜːvɪsɪz/	名 医療相談室
□ medication /medɪ'keɪʃən/	名 医薬品、薬剤

□ label of medication ['leɪbl əv medɪ'keɪʃən] 薬品のラベル、薬品に付されている表示
□ administer medication [əd'mɪnɪstə medɪ'keɪʃən] 薬を投与する
□ take medication [teɪk medɪ'keɪʃən] 薬を服用している、使っている

□ medicine /'medsɪn/	名 医薬品、医学、診療科目

□ general internal medicine ['ʤenərəl ɪn'tɜːnl 'medsɪn] 内科
□ over-the-counter medicine ['əʊvə-ðə-'kaʊntə 'medsɪn] 市販薬

□ meeting room /'miːtɪŋ ruːm/	名 会議室
□ melanogenesis /melano'dgenəsɪs/	名 メラニン産生

☐ **melena** /məˈliːnə/	名 下血、タール便
☐ **MERS** /em iː ɑːr es/	略 中東呼吸器症候群

補足 Middle East Respiratory Syndrome を略したもの。

☐ **metastasis** /meˈtæstəsɪs/	名 転移

補足 …に転移していると動詞で言うときは、metastasized to ... という言い方をする。

☐ **midwife** /ˈmɪdwaɪf/	名 助産師

補足 複数形は midwives [ˈmɪdwaɪvz]

☐ **migraine** /ˈmiːɡreɪn/	名 片頭痛
☐ **minerals** /minerals/	名 ミネラル
☐ **MMR vaccine** /em em ɑː ˈvæksiːn/	名 MMR ワクチン

補足 麻疹（measles）ムンプス（mumps）風疹（rubella）ワクチンの略。

☐ **mobility** /məʊˈbɪlɪti/	名 可動性
☐ **monkey pole** /ˈmʌŋki pəʊl/	名 モンキーポール

☞ 患者自身、吊り輪部分につかまって、体を浮かせることで介護しやすくします。

M

□ morning sickness
/ˈmɔːnɪŋ ˈsɪknɪs/

名 つわり

□ abnormal bleeding [æbˈnɔːməl ˈbliːdɪŋ]　不正出血
□ stretch marks [stretʃ mɑːks]　妊娠線
□ bloated stomach [ˈbləʊtɪd ˈstʌmək]　おなかの張り
□ fetal movement [ˈfiːtl ˈmuːvmənt]　胎動
□ water break [wɔːtə breɪk]　破水

□ mouthful
/ˈmaʊθfʊl/

名 ひと口分の食事

□ MRI scanner
/em ɑːr aɪ ˈskænə/

名 MRI スキャナー

補足 magnetic resonance imaging（磁気共鳴映像法）の略。

□ mucus
/ˈmjuːkəs/

名 粘液

□ mumps
/mʌmps/

名 おたふく風邪、流行性耳下腺炎

□ muscle
/ˈmʌsl/

名 筋肉

□ myalgia
/maɪˈældʒɪə/

名 筋肉痛

□ myocardial infarction
/maɪəʊˈkɑːdɪəl ɪnˈfɑːkʃən/

名 心筋梗塞

□ die of myocardial infarction [daɪ ɒv maɪəʊˈkɑːdɪəl ɪnˈfɑːkʃən]　心筋梗塞で死ぬ
□ have a myocardial infarction [həv ə maɪəʊˈkɑːdɪəl ɪnˈfɑːkʃən]　心筋梗塞を起こす

□ myoclonus /maɪˈɒklənəs/	名 ミオクローヌス

☞ 不随意運動、すなわち本人の意思とは無関係に体に異常な運動が起きることです。

□ myoma /maɪˈoʊmə/	名 筋腫

☞ 筋肉組織から発生する腫瘍です。

□ myopathy /maɪˈɒpəθi/	名 ミオパチー

☞ 筋肉の疾患を総称した言葉です。

M

□ 脳の病気を疑う症状 □

- □ **運動障害**（movements disorders）： 体の片側だけ力が入らない状態
- □ **感覚障害**（sensory disorders）： 体の片側だけがしびれる、感覚が鈍い状態
- □ **構音障害**（dysarthria）： 呂律が回らない状態
- □ **失語症**（aphasia）： 言葉が出てこない、他人の言うことがわからない状態
- □ **同名半盲**（homonymous hemianopia）： 片側の視野の障害
- □ **複視**（diplopia）： 物が鈍い二重に見える状態
- □ **半側空間無視**（hemispatial neglect）： 視力には問題がないのに目にしている空間の半分に気が付きにくくなる障害
- □ **意識障害**（disturbance of consciousness）： 意識がもうろうとする状態
- □ **眼振**（nystagmus）： 眼球の不随意な震え
- □ **ふらつき**（lightheadedness）： 立てない、ふらふらして上手に歩けない状態
- □ **失行**（apraxia）： 言われたことを理解しているにもかかわらず、日常生活で普段行っている動作がうまくできなくなる状態

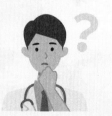

N ではじまる語句

□ nasal apex /ˈneɪzəl ˈeɪpɛks/	名 鼻尖

補足 鼻先のこと。尖った形状のものを apex で形容する例が多い。

□ nasal cavity /ˈneɪzəl ˈkævɪti/	名 鼻腔

□ nasal spray /ˈneɪzəl spreɪ/	名 鼻噴霧、点鼻薬

□ use some nasal spray ［juːz səm ˈneɪzəl spreɪ］ 点鼻薬を使う

□ nausea /ˈnɔːziə/	名 吐き気

□ feel nausea ［fiːl ˈnɔːziə］ 吐き気がする

□ nauseous /ˈnɔːziəs/	形 吐き気がする

□ neck /nek/	名 首

□ immobilize the neck with a cervical collar ［ɪˈməʊbɪlaɪz ðə nek wɪð ə ˈsəvɪkəl ˈkɒlə］
頚椎カラーで首を固定する

□ needle /ˈniːdl/	名 注射針

□ needle holder /ˈniːdl ˈhəʊldə/	名 持針器

☞ 縫合用の針を持つために使います。

□ nephritis /neˈfraɪtɪs/	名 腎炎

□ develop nephritis ［dɪˈvɛləp nɛˈfraɪtɪs］ 腎炎を起こす、腎炎になる

□ **nephrologist** /nəˈfrɒlədʒist/	名 腎臓病専門医
□ **nephrology** /nəˈfrɒlədʒi/	名 腎臓内科、腎臓病学
□ **nerve** /nɜːv/	名 神経
□ **neurology** /njʊəˈrɒlədʒi/	名 神経学、神経内科学
□ **next of kin** /nekst əv kɪn/	名 (緊急時の連絡先) 近親者
□ **NICU** /en aɪ si: ju:/	略 新生児用の集中治療室

補足 neonatal intensive care unit の省略形。

□ **non-adhesive dressing** **(NAD)** /nɒn-ədˈhiːsɪv ˈdresɪŋ (en eɪ di:)/	名・略 非粘着性ドレッシング
□ **non-slip mat** /nɒn-slɪp mæt/	名 ノンスリップマット

☞ 滑らない加工が施してある配膳用のマットです。

□ **non-slip plate** /nɒn-slɪp pleɪt/	名 ノンスリップ皿

☞ 滑り止め加工がしてある皿です。

N

□ nose
/nəʊz/

名 鼻

□ runny nose ['rʌni nəʊz]　鼻水が止まらない状態になっていること

□ NPO
/en-pi:-əʊ/

略 絶飲食

補足 ラテン語の nir per os に由来する。

□ nurse
/nɜːs/

名 看護師

□ nurse call button [nɜːs kɔːl 'bʌtn]　ナースコール
□ agency nurse ['eɪʤənsi nɜːs]　派遣看護師
□ charge nurse [ʧɑːʤ nɜːs]　看護主任、看護師長
□ circulating nurse ['sɜːkjʊleɪtɪŋ nɜːs]　手術室看護師のうち外回り看護師（手術室に入る看護師のうち間接介助を担当する看護師）
□ primary nurse ['praɪməri nɜːs]　担当看護師
□ radiology nurse [reɪdɪ'ɒləʤi nɜːs]　放射線科の看護師
□ senior nurse ['siːnjə nɜːs]　看護主任
□ scrub nurse [skrʌb nɜːs]　手術室看護師のうち、器械出し看護師（手術の状況にあわせて医師に器械を渡す役割をもつ看護師）
□ staff nurse [stɑːf nɜːs]　（有資格の）看護師
□ student nurse ['stjuːdənt nɜːs]　看護学生
□ triage nurse ['traɪɑːʤ nɜːs]　トリアージ・ナース（治療の優先順を判定するナース）

□ nurses' lounge
/'nɜːsɪz laʊnʤ/

名 看護師休憩室

□ nurses' station
/'nɜːsɪz 'steɪʃən/

名 ナースステーション

☞ 看護師の常駐している場所です。

□ nursing assessment form
/'nɜːsɪŋ ə'sesmənt fɔːm/

名 看護アセスメント（記入書式）

□ nursing diagnosis /ˈnɜːsɪŋ daɪəɡˈnəʊsɪs/	名 看護診断
□ nursing documentation /ˈnɜːsɪŋ dɒkjʊmenˈteɪʃən/	名 看護記録
□ nursing duties /ˈnɜːsɪŋ ˈdjuːtiz/	名 看護業務
□ nursing schedule /ˈnɜːsɪŋ ˈʃedjuːl/	名（看護師の）勤務表
□ nutrients /ˈnjuːtrɪənts/	栄養素、栄養物
□ nutrition /njuː(ː)ˈtrɪʃən/	名 栄養、栄養のあるもの
□ nutrition services /njuː(ː)ˈtrɪʃən ˈsɜːvɪsɪz/	名 栄養指導室
□ nutritional therapy /njuː(ː)ˈtrɪʃən(ə)l ˈθerəpi/	名 食事療法

N

□ 略語は使っていいの？ □

　リスクマネージメントの観点から、略語の使用については、公益社団法人日本看護協会の「看護記録に関する指針」（https://www.nurse.or.jp/home/publication/pdf/guideline/nursing_record.pdf）で、次のように規定されています。

「3−2−4　看護記録に使用する用語や略語
　用語は施設内で、できるだけ同じものを使うことが望ましい。また、略語は施設内で統一する。施設内で用語や略語を定める際は、国による保健医療情報分野の標準規格、医学系学術団体の発行するガイドライン等に掲載の略語、用語辞典等を参考にする。
　看護記録を記載する際は、用語が示す概念や略語の正式名称が示す意味を十分理解し、事実を正確に表す用語や略語を選んで使用する。」

　本書でも略語を紹介していますが、略語を使用する際には施設で統一した略語の基準を作り、それに書かれているものしか使ってはいけません。

　略語の使用によってリスクが生じた場合、つまり看護師がリスクマネージメントに準じた業務を行わなかった結果、患者さんの命にかかわるリスクが生じたときには看護師個人の過失が問われる場合があります。このように看護師本人が訴えられるケースもあるため、看護師損害賠償責任保険などに加入するようになっています。

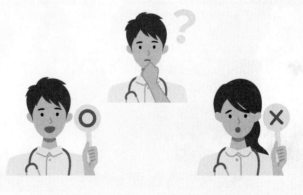

O ではじまる語句

□ OB /GYN /ɒb ˈdʒiː waɪ en/	略 産婦人科

補足 obstetrics & gynecology ［ɒbˈstetrɪks & gaɪnɪˈkɒlədʒi］ の略。

□ obese /əʊˈbiːs/	名 肥満

□ observation chart /ɒbzə(ː)ˈveɪʃən tʃɑːt/	名 看護記録

□ occupational therapist /ɒkju(ː)ˈpeɪʃənl ˈθerəpɪst/	名 作業療法士

□ occupational therapy /ɒkju(ː)ˈpeɪʃənl ˈθerəpi/	名 作業療法

□ ointment /ˈɔɪntmənt/	名 軟膏

□ apply some ointment ［əˈplaɪ səm ˈɔɪntmənt］ 適量の軟膏を塗る

□ on a scale of naught to ten /ɒn ə skeɪl əv nɔːt tə ten/	句 ペインスケール（尺度が１から 10 までとすれば）

☞ 痛みの度合いを患者から聞くときの表現です。

□ oncology /ɒnˈkɒlədʒi/	名 腫瘍学

□ open bowels /ˈəʊpən ˈbaʊəlz/	句 排便する、便通がある

□ operate on somebody /ˈɒpəreɪt ɒn ˈsʌmbədi/	句 誰かに対して手術を行う

□ operation /ˌɒpəˈreɪʃən/	名 手術

   □ perform an operation [pəˈfɔːm ən ˌɒpəˈreɪʃən]　手術をする

□ ophthalmologist /ˌɒfθælˈmɒlədʒɪst/	名 眼科医

☞ 患者さんへは eye doctor の方が通じます。

   □ go to an ophthalmologist [ɡəʊ tʊ ən ˌɒfθælˈmɒlədʒɪst]　眼科医に診てもらう

□ ophthalmology /ˌɒfθælˈmɒlədʒi/	名 眼科

□ optician /ɒpˈtɪʃən/	名 眼鏡技術士

□ oral care /ˈɔːrəl keə/	名 口腔ケア

□ oral surgery /ˈɔːrəl ˈsɜːdʒəri/	名 口腔外科

□ organ /ˈɔːɡən/	名 臓器

   □ organ donor [ˈɔːɡən ˈdəʊnə]　臓器提供者
   □ organ recipient [ˈɔːɡən rɪˈsɪpiənt]　臓器レシピエント (臓器の提供を受ける者)
   □ organ transplant [ˈɔːɡən trænsˈplɑːnt]　臓器移植

O

□ orthopaedic surgeon /ˌɔːθəʊˈpiːdɪk ˈsɜːdʒən/	名 整形外科医

補足 アメリカ英語での表記は orthopedic

□ orthopaedics /ˌɔːθəʊˈpiːdɪks/	名 整形外科

補足 アメリカ英語での表記は orthopedics

□ osteoarthritis /ˌɒstioʊ ɑːˈθraɪtɪs/	名 骨関節症、変形性関節症

□ otitis /oʊˈtaɪtɪs/	名 耳の炎症

□ acute otitis externa (AOE) [əˈkjuːt oʊˈtaɪtɪs ekˈstɜrnə] 急性外耳炎
□ acute otitis media [əˈkjuːt oʊˈtaɪtɪs ˈmidiə] 急性中耳炎
□ otitis media with effusion [oʊˈtaɪtɪs ˈmidiə wɪð ɪˈfjuːʒən] 滲出性中耳炎

□ otolith /ˈoʊtlɪθ/	名 耳石

☞ 平衡感覚や聴覚に関係する内耳内の組織です。

□ otoscopic /oʊtəˈscoʊpik/	形 耳鏡・オトスコープを使っての

補足 耳鏡そのものは、otoscope [ˈoʊtəˌskoʊp]

□ outpatient clinic /ˈaʊtpeɪʃənt ˈklɪnɪk/	名 外来診療部

□ outpatient lab /ˈaʊtpeɪʃənt læb/	名 外来患者診察室

□ outpatient pharmacy /ˈaʊtpeɪʃənt ˈfɑːməsi/	名 外来患者用薬局

□ outpatient reception /ˈaʊtpeɪʃənt rɪˈsepʃən/	名 外来窓口

☐ Outpatients /ˈaʊtˌpeɪʃənts/	名 外来窓口
☐ ovary /ˈəʊvəri/	名 卵巣
☐ over bed table /ˈəʊvə bed ˈteɪbl/	名 オーバーテーブル

☞ ベッド上で食事ができるように作られている台です。

☐ over-the-counter drugs (OTC) /əʊvə-ðə-ˈkaʊntə drʌgz (əʊ ti: si:)/	名・略 一般用医薬品、市販薬
☐ over-the-counter medicine /əʊvə-ðə-ˈkaʊntə ˈmedsɪn/	名 市販薬
☐ over-the-counter remedies /əʊvə-ðə-ˈkaʊntə ˈremɪdiz/	名 市販薬
☐ overweight /ˈəʊvəweɪt/	名 過体重
☐ oxygen /ˈɒksɪdʒən/	名 酸素
☐ oxygen levels /ˈɒksɪdʒən ˈlevlz/	名 酸素飽和度、酸素が行き渡っている度合い
☐ oxygen outlet /ˈɒksɪdʒən ˈaʊtlet/	名 酸素差し込みプラグ
☐ oxygen saturation (O₂ Sats) /ˈɒksɪdʒən sætʃəˈreɪʃən (əʊ2 sæts)/	名 経皮的動脈酸素飽和度

O

□ 患者さんとのコミュニケーションで役立つ表現 ① □

□ 今日担当の看護師の斉藤です。
Hello, I'm nurse Saito. I'll be responsible for your care here today.

□ 今すぐ治療が必要なのでここで待っていてください。
He /She needs immediate medical attention. Please wait here.

□ ご家族は生死にかかる状態です。驚かれたと思います。
He /She is in a critical condition. I feel for you.

□ 心配なことがあったら、お話ください。
If you have any worries do share them with me.

□ お気持ちはわかりますが少し落ち着いてください。
I understand your concern but you need to calm down first.

□ お気持ちはわかります。
I know how you feel.

入院時の説明

□ 日本の病室は 4 人部屋です。有料個室は 1 日 5000 円かかります。
In Japan, up to four patients in one room is the norm. A private room costs an extra 5,000-yen charge per day.

検査の場面で①

□ この検査は通常苦痛の少ない検査ですが、痛みを感じる場合もあります。
This exam is generally painless. But some people report discomfort, including pain.

□ 検査を受けるにあたり何か心配なことはありますか。
Do you have any concerns or questions about the procedure?

□ 遠慮しないでくださいね。楽になるなら何でも申し付けてください。
Don't be shy. Ask me anything to make things better.

P ではじまる語句

☐ **pain**　　　　　　　　　　　　**名** 痛み
/peɪn/

補足 pain には a を付ける。

☐ pain killer [peɪn ˈkɪlə]　鎮痛薬
☐ pain medication [peɪn medɪˈkeɪʃən]　鎮痛剤
☐ pain relief [peɪn rɪˈliːf]　疼痛緩和
☐ acute pain [əˈkjuːt peɪn]　急性の痛み
☐ chronic pain [ˈkrɒnɪk peɪn]　慢性疼痛
☐ get this pain [get ðɪs peɪn]　この種の痛みが生ずる
☐ have a pain in ... [hæv ə peɪn ɪn]　…に痛みがある（＊ The pain is in my left foot.「痛みがあるのは左足です」という言い方もする）
☐ in a lot of pain [ɪn ə lɒt əv peɪn]　痛みがひどい
☐ incision pain [ɪnˈsɪʒən peɪn]　創部痛（手術で切った部分の痛み）
☐ lower back pain [ˈləʊə bæk peɪn]　腰痛
☐ mild pain [maɪld peɪn]　比較的穏やかな痛み
☐ moderate pain [ˈmɒdərɪt peɪn]　中程度の痛み、そこそこの痛み
☐ no pain [nəʊ peɪn]　痛みなし
☐ pain reliever [peɪn rɪˈliːvə]　鎮痛薬（＊ pain killer と同じ）
☐ relieve pain [rɪˈliːv peɪn]　痛みを和らげる
☐ severe pain [sɪˈvɪə peɪn]　激しい痛み
☐ sharp pain [ʃɑːp peɪn]　刺すような激しい痛み
☐ stabbing pain [ˈstæbɪŋ peɪn]　突き刺すような痛み
☐ throbbing pain [ˈθrɒbɪŋ peɪn]　ずきずきする痛み、脈打つような痛み
☐ unbearable pain [ʌnˈbeərəbl peɪn]　耐えがたい痛み
☐ very severe pain [veri sɪˈvɪə peɪn]　極端に激しい痛み
☐ with some pain [wɪð səm peɪn]　ある程度の痛みが伴う
☐ worst pain [wɜːst peɪn]　最悪の痛み
☐ worst pain ever [wɜːst peɪn ˈevə]　経験したことのない、ひどい痛み
　　⇨ How long does the pain last?　痛みが続くのはどのくらいですか？
　　⇨ I have shooting pains in my stomach.　きりきり来る腹痛がします
　　⇨ What does the pain feel like?　どんな痛みですか？　どのように痛むか説明してください
　　⇨ What increases the pain?　何が痛みを悪化させますか？
　　⇨ What relieves the pain?　何が痛みを和らげますか？
　　⇨ Where does the pain move to?　痛みはどこに移っていきますか？
　　⇨ Where is the pain?　痛む所はどこですか？

【痛みの単語の違い】
☐ ache [eɪk]　肉体的な痛み
☐ pain [peɪn]　ache より強い痛み
☐ hurt [hɜːt]　主観が強調される痛み

☐ painful /ˈpeɪnfʊl/	形 痛みがある
☐ painful to pass /ˈpeɪnfʊl tə pɑːs/	句 排便・排尿時に痛みが伴う
☐ painkiller /ˈpeɪnkɪlə/	名 痛み止め、鎮痛剤
☐ palliative care /ˈpæliətɪv keə/	名 緩和ケア
☐ palm /pɑːm/	名 手の平

☐ give me your palm ［gɪv mi jə pɑːm］ 手の平を上にしてください

☐ pancreas /ˈpæŋkrɪəs/	名 すい臓
☐ pandemic /pænˈdemɪk/	名 疫病の突発的大流行

補足 epidemic ［ˌepɪˈdemɪk］ と比べて規模が大きい。

☐ paralyzed /ˈpærəlaɪzd/	形 麻痺状態にある、麻痺している
☐ paramedic /ˌpærəˈmedɪk/	名 救急隊員、医療補助員
☐ parasite /ˈpærəsaɪt/	名 寄生虫

P

□ pass water /pɑːs ˈwɔːtə/	句 排尿する

補足 婉曲表現。

□ patch /pætʃ/	名 斑

□ itchy patch [ˈɪtʃi pætʃ]　皮膚上のかゆみのある部分

□ pathology /pəˈθɒlədʒi/	名 病理学、医療機関内の病理学部

□ patient /ˈpeɪʃənt/	名 患者

□ patient accounts [ˈpeɪʃənt əˈkaʊnts]　院内会計部門
□ patient case [ˈpeɪʃənt keɪs]　症例報告
□ present a patient case [ˈpreznt ə ˈpeɪʃənt keɪs]　症例報告をする
□ patient details [ˈpeɪʃənt ˈdiːteɪlz]　外来患者基本票
□ patient education [ˈpeɪʃənt edju(ː)ˈkeɪʃən]　患者教育
□ patient mealtimes [ˈpeɪʃənt ˈmiːltaɪmz]　(患者の) 食事時間
□ patient medication record [ˈpeɪʃənt medɪˈkeɪʃən ˈrekɔːd]　投薬管理表 (略して drug chart とも言う)
□ patient room [ˈpeɪʃənt ruːm]　病室
□ patient ward [ˈpeɪʃənt wɔːd]　病棟
□ monitor the patient [ˈmɒnɪtə ðə ˈpeɪʃənt]　患者の容体を観察する、見守る

□ patient's toilet /ˈpeɪʃənts ˈtɔɪlɪt/	名 患者用トイレ

□ p.c. /piː siː/	略 食前を意味する略語

補足 ラテン語の post cibum に由来する。

□ pediatric /piːdɪˈætrɪk/	名 小児科

| □ pediatrics
/ˌpiːdɪˈætrɪks/ | 名 小児科学 |

補足 イギリス英語のスペルは paediatrics

| □ pellagra
/pəˈlægrə/ | 名 ペラグラ |

☞ ビタミン B3 欠乏症の末期段階で、皮膚炎、下痢、痴呆が 3 大徴候です。

| □ peptic ulcer
/ˈpeptɪk ˈʌlsə/ | 名 消化性潰瘍 |

| □ percutaneous coronary
intervention
/ˌpɜːrkjuˈteɪniəs ˈkɒrənəri ˌɪntəˈvenʃən/ | 名 経皮的冠動脈インターベンション |

| □ period
/ˈpɪərɪəd/ | 名 月経、生理 |

□ miss a period [mɪs ə ˈpɪərɪəd] 生理がなかった

| □ peripheral neuropathy
/pəˈrɪfərəl njuˈrɒpəθi/ | 名 末梢神経障害 |

| □ personal details
/ˈpɜːsnl ˈdiːteɪlz/ | 名 個人情報 |

| □ personal items
/ˈpɜːsnl ˈaɪtəmz/ | 名 個人の持ち物、私物 |

| □ personal medication record
/ˈpɜːsnl medɪˈkeɪʃən ˈrekɔːd/ | 名 (個々の患者の) 服用履歴 |

| □ pertussis
/pərˈtʌsɪs/ | 名 百日咳 |

P

119

補足 whooping cough とも言う。

□ have a pertussis outbreak [həv ə pərˈtʌsɪs ˈaʊtbreɪk] 百日咳の流行が認められる
□ have pertussis [have pərˈtʌsɪs] 百日咳にかかる

□ **pharmacy**
/ˈfɑːməsi/

名 院内薬局

□ **pharyngoscopic**
/fərɪŋɡəˈskoʊpɪk/

形 咽頭鏡を使っての

補足 咽頭鏡そのものは、pharyngoscope [fəˈrɪŋɡəˌskoʊp]

□ **physical examination**
/ˈfɪzɪkəl ɪɡˌzæmɪˈneɪʃən/

名 診察

□ **physical mobility**
/ˈfɪzɪkəl məʊˈbɪlɪti/

名 身体可動性

□ evaluate the patient's physical mobility [ɪˈvæljʊeɪt ðə ˈpeɪʃənts ˈfɪzɪkəl məʊˈbɪlɪti] 患者の身体可動性を見極める

□ **physical therapist**
/ˈfɪzɪkəl ˈθerəpɪst/

名 理学療法士

□ **physician's area**
/fɪˈzɪʃənz ˈeərɪə/

名 医師控室

□ **physiotherapy**
/fɪzɪəˈθerəpi/

名 理学療法

□ **pill**
/pɪl/

名 カプセル

補足 薬の代名詞としても使う。

□ Are you taking any pills? 何か薬を飲んでいますか？

☐ pillow /'pɪləʊ/	名 枕
☐ pin prick /pɪn prɪk/	名 針のチクッとという感触
☐ pitcher /'pɪtʃ(ə)/	名 水差し
☐ placenta /plə'sentə/	名 胎盤
☐ plaque /plɑːk/	名 プラーク、動脈硬化巣（動脈壁の肥厚）、 歯垢

☐ a buildup of plaque ［ə ˈbɪldʌp əv plɑːk］ 歯垢の蓄積

☐ plaster /'plɑːstə/	名 ギブス
☐ plastic apron /'plæstɪk 'eɪprən/	名 プラスチックエプロン

☞ 汚れを防ぐ防水性の使い捨てエプロンです。

☐ plastic surgery /'plæstɪk 'sɜːdʒəri/	名 形成外科
☐ platelet /'pleɪtlɪt/	名 血小板

P

☞ 血管壁が破れた場合に集まり傷口をふさいで止血する役割を担う血液中の成分です。

☐ platelet clump ［ˈpleɪtlɪt klʌmp］ 血小板凝集塊

□ p.o. /piː əʊ/	略 経口投与の略語

補足 「口から」を意味するラテン語の per os に由来する。

□ polio /ˈpəʊlɪəʊ/	名 ポリオ

□ pollen /ˈpɒlɪn/	名 花粉

□ pollen allergies /ˈpɒlɪn ˈælədʒiz/	名 花粉症

　□ test for pollen allergies [test fə ˈpɒlɪn ˈælədʒiz] 花粉アレルギーがあるかの
　検査をする

□ poo(h) /puː/	名 うんち

補足 子供に使う表現。

　□ do a poo [dʊ ə puː] 排便する
　□ have hard poos [həv hɑːd puːz] 便が硬い
　□ hurt to do a poo [hɜːt tə dʊ ə puː] 排便時に痛みがある

□ porter /ˈpɔːtə/	名 (院内での患者の移動を受け持つ) 搬送係

□ portion /ˈpɔːʃən/	名 (食品の) 1食分

□ positioning /pəˈzɪʃənɪŋ/	名 体位変換

□ posterior /pɒsˈtɪərɪə/	名 前部

補足 「後部」は anterior ［ænˈtɪərɪ］

□ post-herpetic neuralgia /pəʊst-hərˈpetɪk nʊˈrældʒə/	名 帯状疱疹後神経痛

□ postoperative recovery /pəʊstˈɒp(ə)rətɪv rɪˈkʌvəri/	名 術後の回復

□ potassium /pəˈtæsiəm/	名 カリウム

補足 電解質は日本語と英語で表現が変わる。

- □ sodium ［ˈsəʊdɪəm］ ナトリウム
- □ chlorine ［ˈklɔːriːn］ 塩素
- □ electrolytes ［ɪˈlektrəʊlaɪts］ 電解質

□ poultice /ˈpəʊltɪs/	名 湿布

□ powdered medicine /ˈpaʊdəd ˈmedsɪn/	名 粉薬

□ practice nurse /ˈpræktɪs nɜːs/	名 地域看護師

☞ イギリスの制度で、担当地域でのプライマリーケアを担当します。

□ pregnant /ˈpregnənt/	形 妊娠している

□ be 3-month pregnant ［bi θriː-mʌnθ ˈpregnənt］ 妊娠 3 ヶ月

□ preoperation /priːɒpəˈreɪʃən/	名 術前

P

☐ preoperative examination /priˈɑpərətɪv ɪgˌzæməˈneɪʃən/	名 術前検査
☐ preoperative procedures /priˈɒpərətɪv prəˈsiːdʒəz/	名 術前処置

☐ perform preoperative procedures [pəˈfɔːm priˈɒpərətɪv prəˈsiːdʒəz] 術前処置を行う

☐ prescribe /prɪsˈkraɪb/	動 処方する
☐ prescription /prɪsˈkrɪpʃən/	名 処方箋

☐ prescription drugs [prɪsˈkrɪpʃən drʌgz] 処方薬
☐ be given a prescription [bi ˈgɪvn ə prɪsˈkrɪpʃən] 処方箋をもらう
☐ have a prescription filled [həv ə prɪsˈkrɪpʃən fɪld] 処方箋に従って調剤してもらう
☐ on prescription [ɒn prɪsˈkrɪpʃən] 処方により

☐ pressure sore /ˈpreʃə sɔː/	名 褥瘡（じょくそう）

☐ develop a pressure sore [dɪˈveləp ə ˈpreʃə sɔː] 褥瘡が出来る
☐ treat a pressure sore [triːt ə ˈpreʃə sɔː] 褥瘡を治療する

☐ pressure ulcer /ˈpreʃər ˈʌlsə/	名 褥瘡

補足 bedsore [ˈbedsɔː] とも表現される。

☐ prick /prɪk/	動 針の先で刺す
☐ privacy /ˈprɪvəsi/	名 プライバシー

☐ **private parts** /ˈpraɪvɪt pɑːts/	名 陰部（おしも）
☐ **probe** /prəʊb/	名 ゾンデ

☞ 皮下組織内で異物を探ったり、ガーゼを挿入するのに使います。

☐ **problems with breathing** /ˈprɒbləmz wɪð ˈbriːðɪŋ/	名 呼吸不全
☐ **procedure** /prəˈsiːdʒə/	名 手順、手術、処置
☐ **proctology** /prɒkˈtɒlədʒi/	名 直腸病学、肛門科
☐ **prognosis** /prɒgˈnəʊsɪs/	名 患者の病状の先行きのこと

☞ 完治しそうなら「予後が良い」、治りそうもなければ「予後が悪い」と言います。

☐ prognosis is bad ［prɒgˈnəʊsɪs ɪz bæd］　予後が悪い
☐ prognosis is good ［prɒgˈnəʊsɪs ɪz gʊd］　予後が良い

☐ **prone** /prəʊn/	名 うつ伏せの状態、腹臥位

補足 逆の「仰向け」は supine ［sjuːˈpaɪn］ と言う。

☐ **protective gear /equipment** /prəˈtektɪv gɪər /ɪˈkwɪpmənt/	名 防護服
☐ **protein** /ˈprəʊtiːn/	名 タンパク質

P

| proteinuria /ˌproʊ tiˈnʊəriə/ | 名 蛋白尿 |

□ have proteinuria [həv ˌproʊ tiˈnʊəriə]　蛋白尿が出ている

| proximal neuropathy /ˈprɒksɪml njʊˈrɒpəθi/ | 名 近位筋優位ニューロパチー |

☞ 糖尿病性筋萎縮とも言います。

| prurigo /prʊˈraɪgoʊ/ | 名 痒疹（ようしん） |

| pseudothrombocytopenia /ˈsudoʊˌθrɒmboʊˌsaɪtəˈpiniə/ | 名 偽性血小板減少症 |

☞ 体内の血小板数は正常なのに、採血後、血小板が試験管内で凝集してしまうものです。

| psoriasis /səˈraɪəsɪs/ | 名 乾癬（かんせん） |

☞ 免疫の異常から起きる皮膚病の一種です。

| psychiatry /saɪˈkaɪətri/ | 名 精神科 |

| psychosomatic physician /saɪkəʊsəʊˈmætɪk fɪˈzɪʃən/ | 名 心療内科医 |

| pubic hair shaving /ˈpjubɪk her ˈʃeɪvɪŋ/ | 名 剃毛 |

| public health nurse /ˈpʌblɪk helθ nɜːs/ | 名 （地域の）公衆衛生看護師 |

☞ イギリスの制度です。

☐ pulmonary artery /ˈpʌlmənəri ˈɑːtəri/	名 肺動脈
☐ pulmonary vein /ˈpʌlmənəri veɪn/	名 肺静脈
☐ pulse /pʌls/	名 脈拍

☐ take a pulse ［teɪk ə pʌls］ 脈を取る、拍数を数える

☐ pulse oximeter /pʌls ɒkˈsɪmɪtər/	名 パルスオキシメーター

☞ 脈拍と血中の酸素濃度を測る電子機器です。

☐ puncture /ˈpʌŋktʃə/	名 穿刺 せん し

☞ 体外から針を刺して、検体を採取することです。

☐ do a puncture ［dʊ ə ˈpʌŋktʃə］ 穿刺をする

☐ punctured wound /ˈpʌŋktʃəd wuːnd/	名 刺し傷
☐ pupillary reaction /ˈpjuːpɪləri ri(ː)ˈækʃən/	名 瞳孔反応

補足 反応がないときは、unresponsive と形容される。

☐ push /pʊʃ/	動 押す
☐ puss /pʊs/	名 膿 うみ

P

127

□ 患者さんとのコミュニケーションで役立つ表現 ② □

検査の場面で②

□ 残念ながらエコー検査の技師が明朝まで来ません。ただ、検査部に連絡して、最初に検査を受けられるようにしておきました。
Unfortunately, we won't have an ultrasound technician until tomorrow morning. But I called the radiology department and made sure that you are first on the list for testing.

□ 今日はエコー検査に曜日ではありません。後日いらして頂くことになります。予約をお取りします。
I'm afraid he /she's not on duty today.Please come tomorrow. I'll see to it that you're on top of the list.

診察の場面で

□ ご心配なのはわかります。この状況を改善できるようベストを尽くしています。症状は良くなり楽になると思います。
I hear your concerns. I'd like to try something to help your situation. I do think it will help your symptoms and make you feel better.

□ 診察させていただき、痛みの原因としてなにか深刻なものはないようです。痛み止めと数日間の安静で楽になると思います。
I've examined you and I haven't found anything that makes me concerned about something serious. So, I suggest you take some pain medicine and a few days.

□ 手を尽くしましたが、かないませんでした。
We did everything in our power but we couldn't save him /her.

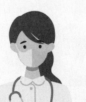
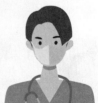

Rではじまる語句

□ **radiation therapy**
/ˌreɪdɪˈeɪʃən ˈθerəpi/

图 放射線治療、放射線療法

□ receive radiation therapy ［rɪˈsiːv ˌreɪdɪˈeɪʃən ˈθerəpi］ 放射線治療を受ける

□ **radiology**
/ˌreɪdɪˈɒlədʒi/

图 放射線医学

□ **Radiology Department**
/ˌreɪdɪˈɒlədʒi dɪˈpɑːtmənt/

图 放射線科

□ **raised toilet seat**
/reɪzd ˈtɔɪlɪt siːt/

图 補高便座

☞ 立ち上がりやすいように座面が高くしてある便座です。

□ **range of motion (ROM)**
/reɪndʒ əv ˈməʊʃən (rɒm)/

图・略 関節可動域

□ range of motion (ROM) excercises ［reɪndʒ əv ˈməʊʃən (rɒm) ˈeksəsaɪzɪz］ 関節可動域訓練

□ **rate**
/reɪt/

图 変化量、速度

□ pulse rate ［pʌls reɪt］ 脈拍数
□ respiratory rate ［rɪˈspɪrət(ə)ri reɪt］ 呼吸数
□ heart rate ［hɑːt reɪt］ 心拍数

□ **RBC**
/ɑː biː siː/

略 赤血球

補足 Red Blood Cell の略。

□ **reason for admission**
/ˈriːzn fər ədˈmɪʃ(ə)n/

图 入院理由

☐ reception desk /rɪˈsepʃən desk/	名 受付カウンター
☐ receptionist /rɪˈsepʃənɪst/	名 受付係
☐ recover from surgery /rɪˈkʌvə frəm ˈsɜːdʒəri/	句 術後の回復が進む
☐ recovery /rɪˈkʌvəri/	名 病後や手術後の回復、回復室

☐ make a full recovery［meɪk ə fʊl rɪˈkʌvəri］ 完全に回復する

☐ recovery room /rɪˈkʌvəri ruːm/	名 リカバリールーム、回復室
☐ rectal examination /ˈrektəl ɪgˌzæmɪˈneɪʃən/	名 直腸診
☐ rectum /ˈrektəm/	名 直腸
☐ reflux /ˈriːflʌks/	名 胃食道逆流症
☐ registrar /redʒɪsˈtrɑː/	名 (研修中の) 専門医

補足 イギリス英語。

☐ rehabilitation /riːəbɪlɪˈteɪʃən/	名 リハビリ

R

131

☐ rehydrate /riː'haɪdreɪt/	動 補液する、水分補給をする
☐ relationship to patient /rɪ'leɪʃənʃɪp tə 'peɪʃənt/	名 患者との関係
☐ relax /rɪ'læks/	動 力を抜く、リラックスする
☐ relieve /rɪ'liːv/	動 (痛みなどが) 緩和される
☐ renal care /'riːnəl keə/	名 腎臓病患者の看護
☐ renal failure /'riːnəl 'feɪljə/	名 腎不全
☐ resident /'rezɪdənt/	名 研修医

☞ 分野によりけりですが、3〜7年の residency 期間があります。日本の場合、卒業後、3年目から本格的な専門教育を受けますから、このレベルに達して、はじめてアメリカの resident と同格と呼べます。

☐ respiration /respə'reɪʃən/	名 呼吸
☐ respiration rate /respə'reɪʃən reɪt/	名 呼吸数

補足 respiratory rate とも言い、略号は RR

☐ respiratory disease /rɪ'spɪrət(ə)ri dɪ'ziːz/	名 呼吸器疾患

□ chronic respiratory disease ['krɒnɪk rɪ'spɪrət(ə)ri dɪ'zi:z]　慢性呼吸器疾患

□ **respiratory system** /rɪ'spɪrət(ə)ri 'sɪstɪm/	名 呼吸器系

□ **response** /rɪs'pɒns/	名 反応

□ **resuscitation** /rɪsʌsɪ'teɪʃ(ə)n/	名 蘇生術、心肺蘇生法

□ effect a resuscitation ［ɪ'fekt ə rɪsʌsɪ'teɪʃ(ə)n］　心肺蘇生法を実施する

□ **rheumatism** /'ru:mətɪzm/	名 リウマチ

□ **rheumatoid arthritis** /'rumə‚tɔɪd ɑr'θraɪtəs/	名 関節リウマチ

□ **rib spreader** /rɪb 'spredə/	名 開胸器

☞ 開胸手術のときに、手術を行う部分がよく見えるようにするために骨の間を開く道具です。

□ **rickets** /'rɪkɪts/	名 くる病

☞ ビタミン D 欠乏や代謝異常によって生じる骨の石灰化障害です。

□ **right** /raɪt/	形 正しい、間違いがない

□ right dose ［raɪt dəʊs］　投与量に間違いがないこと
□ right medication ［raɪt medɪ'keɪʃən］　薬に間違いがないこと
□ right patient ［raɪt 'peɪʃənt］　間違いなく患者本人であること
□ right route ［raɪt ru:t］　薬物投与経路に間違いがないこと
□ right time ［raɪt taɪm］　時刻／タイミングに間違いがないこと

R

□ ringworm /ˈrɪŋˌwɜrm/	名 白癬、皮膚真菌症

補足 正式には tinea corporis［ˈtɪniə kôrˈpər-ĭs］

□ room /ruːm/	名 部屋

□ emergency room［ɪˈmɜːʤənsi ruːm］ 救命救急室
□ patient's room［ˈpeɪʃənts ruːm］ 病室

□ roommate /ˈruːmmeɪt/	名 同室者

□ rope ladder /rəʊp ˈlædə/	名 ラダー

☞ 縄ばしごの形をしていて、患者が自分で体を起こすために使います。

□ rotate /rəʊˈteɪt/	動 回す

□ rotation /rəʊˈteɪʃən/	名 (理学療法での) 回旋

□ routine procedures /ruːˈtiːn prəˈsiːʤəz/	名 日常業務

□ rubella /ruːˈbelə/	名 風疹、三日はしか

□ rule out /ruːl aʊt/	句 可能性を否定

補足 略記するときは RO

□ runs
/rʌnz/

名 下痢、水便

補足 runs には the を付ける。始終、トイレに駆け込むことから。

R

□ 呼吸器 (respiratory system) □

　呼吸器は**鼻腔** (nasal cavity)、**咽頭** (pharynx)、**喉頭** (larynx)、**気管** (trachea)、**気管支** (bronchus)、**肺** (lung) からなり、空気はこの経路で肺に到達します。鼻や口から吸った空気は気管に入り、心臓の後ろあたりで左右の気管支に分かれて肺に入ります。

　肺は**肋骨** (rib) や胸の筋肉におさまり、**胸膜** (pleura) で覆われています。肺と腹部の境目には**横隔膜** (diaphragm) があります。

　肺に取り込まれた酸素は血中に取り入れられ、全身の各所から回収されてきた二酸化炭素は血中から体外に排出されます。肺は小さな房状の**肺胞** (alveolus) がたくさん集まってできています。

　この肺胞は息を吸う時、**吸気時** (inspiration) に膨らみ、息を吐く時、**呼気時** (expiration) に縮みます。肺胞には無数の毛細血管が絡まっており、肺胞壁と血管壁との間でガスのやりとりがなされます。

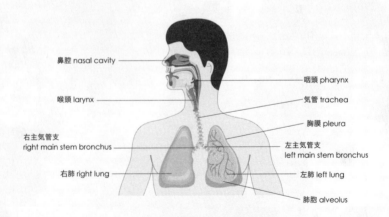

鼻腔 nasal cavity

喉頭 larynx

右主気管支
right main stem bronchus

右肺 right lung

咽頭 pharynx

気管 trachea

胸膜 pleura

左主気管支
left main stem bronchus

左肺 left lung

肺胞 alveolus

S ではじまる語句

□ sacrum /'seɪkrəm/	名 仙骨

☞ 背骨の土台とも言える、脊椎の下部に位置する大きな三角形の骨です。

□ salicylates /sə'lɪsəleɪts/	名 サルチル酸塩

□ saline solution /sə'laɪn sə'luːʃən/	名 食塩液

□ salt restriction /sɔːlt rɪs'trɪkʃən/	名 塩分制限

補足 low-salt diet とも言える。

□ sample /'saːmpl/	名 検体

□ urine sample ['jʊərɪn 'saːmpl] 尿検体

□ SARS /'saːrz/	略 重症急性呼吸器症候群

補足 severe acute respiratory syndrome の略。

□ scales /skeɪlz/	名 体重計

補足 イギリス英語では単数形でも使う。

□ scalpel /'skælpəl/	名 メス

□ scarlatina /ˌskɑrlə'tinə/	名 猩紅熱（しょうこうねつ）（scarlet fever の正式の呼び名）

☞ 溶血性連鎖球菌で起こる感染症です。

□ scarlet fever
/ˈskɑːlɪt ˈfiːvə/
名 猩紅熱

□ scratch
/skrætʃ/
名 かき傷

□ scrub in
/skrʌb ɪn/
句 手術に備えて腕から手までを徹底的に消毒すること

補足 転じて、手術チームの一員として参加すること。

□ scurvy
/ˈskɜrvi/
名 壊血病

□ sed rate
/sed reɪt/
名 赤血球沈降速度、ESR

補足 英文の正式の表記は erythrocyte sedimentation rate

□ sedative
/ˈsedətɪv/
名 鎮静剤

□ inject a sedative [ɪnˈdʒɛkt ə ˈsedətɪv]　鎮静剤入りの注射を打つ
□ take a sedative [teɪk ə ˈsedətɪv]　鎮静剤を飲む

□ segment
/ˈsegmənt/
名 治験や研究などのために特定の基準に沿って分割した1つ1つの要素

□ seizure
/ˈsiːʒə/
名 けいれん

☞ 必ずしも「てんかん」(epilepsy) が原因とは限らず、アレルギー反応の「アナフィラクシー」等によっても起きます。

□ have a seizure [həv ə ˈsiːʒə]　全身けいれんを起こす

S

139

☐ self-care deficit /self-keə ˈdefɪsɪt/	名 セルフケア不足
☐ serious condition /ˈsɪərɪəs kənˈdɪʃən/	名 重体
☐ seventy-two-hour mental health hold /ˈsevnti-tu:-ˈaʊə ˈmentl helθ həʊld/	名 措置入院

☞ 精神保健福祉法 29 条に定める精神障害者の入院形態の 1 つ。精神保健指定医が緊急の入院を必要と認めた時に 72 時間を限度として行われる入院です。

☐ severity /sɪˈverɪti/	名 重症度
☐ shadows /ˈʃædəʊz/	名 陰影

☞ レントゲン等で確認できるようなものを指します。

☐ shampoo stand /ʃæmˈpu: stænd/	名 シャンプー台
☐ sharps /ʃɑːps/	名 鋭器

☞ 注射針等怪我のおそれのある医療機材です。

☐ sharps box ［ʃɑːps bɒks］ 鋭器廃棄容器、使用済み注射針回収容器
☐ sharps injuries ［ʃɑːps ˈɪndʒəriz］ 鋭器損傷
☐ sharps safety rules ［ʃɑːps ˈseɪfti ru:lz］ 鋭器損傷防止のためのガイドライン

☐ sheet /ʃiːt/	名 シーツ、敷布

□ shift /ʃɪft/	名 交代制勤務、勤務時間帯、シフト

□ afternoon shift ['ɑːftə'nuːn 'ʃɪft]　午後勤務
□ day shift [deɪ ʃɪft]　日勤
□ night shift [naɪt ʃɪft]　夜勤

□ shigellosis /ˌʃɪɡə'loʊsɪs/	名 細菌性赤痢

□ shingles /'ʃɪŋɡlz/	名 帯状疱疹

□ shoulder /'ʃoʊldə/	名 肩

□ shower chair /'ʃaʊə tʃeə/	名 シャワーチェア、介護用入浴椅子

□ side effect /saɪd ɪ'fekt/	名 副作用

□ cause some side effects [kɔːz səm saɪd ɪ'fekts]　ある程度副作用がある

□ side rail /saɪd reɪl/	名 ベッド柵

□ sinusitis /saɪnə'saɪtɪs/	名 副鼻腔炎

□ sit down /sɪt daʊn/	句 着席する

□ sit upright /sɪt 'ʌpraɪt/	句 背を起こして座る

S

☐ **skin** /skɪn/	名 皮膚
☐ **skin diseases** /skɪn dɪˈziːzɪz/	名 皮膚疾患
☐ **skin rash** /skɪn ræʃ/	名 発疹

☐ blistering skin rash [ˈblɪstərɪŋ skɪn ræʃ]　水疱状皮疹（小さな水ぶくれが集まったような発疹）

☐ **sleeep apnea** /sliːp ˈæpniə/	名 睡眠時無呼吸症
☐ **sleeping pill** /ˈsliːpɪŋ pɪl/	名 睡眠剤

☐ take a sleeping pill [teɪk ə ˈsliːpɪŋ pɪl]　睡眠剤を服用する

☐ **sleeve** /sliːv/	名 袖

☐ roll up your sleeve [rəʊl ʌp jə sliːv]　腕をまくってください

☐ **slide sheet** /slaɪd ʃiːt/	名 移乗シート、スライディングシート

☞ 自力でベッド上で水平移動する、あるいは体の向きを変えたり、起き上がるのを手伝うシートです。

☐ **small pox** /ˈsmɔːl ˌpɒks/	名 天然痘
☐ **smoking intake** /ˈsməʊkɪŋ ˈɪnteɪk/	名 喫煙の有無

□SOAP /səʊp/	略 看護記録の書式の１つ

> 補足 看護記録の書式の１つでS(Subjective)は本人の主観的兆候、O(Objective)は客観的所見、A（Assessment）は評価で、P（Plan）は３つの要因を総合した治療方針。

□sodium /ˈsəʊdiəm/	名 ナトリウム

> ☞ 日本語のナトリウムは通じません。

□soiled utility room /sɔɪld juː(ː)ˈtɪlɪti ruːm/	名 洗浄室
□solid waste /ˈsɒlɪd weɪst/	名 大便、固形排泄物
□solid waste in a liquid form /ˈsɒlɪd weɪst ɪn ə ˈlɪkwɪd fɔːm/	名 下痢便、水便
□sore /sɔː/	形 痛い（ひりひりするような）
□sore throat /sɔː θrəʊt/	名 のどの痛み
□specimen tube /ˈspesɪmɪn tjuːb/	名 検体容器
□sphygmomanometer /ˌsfɪgmoʊməˈnɒmɪtər/	名 手動加圧式血圧計
□spine /spaɪn/	名 脊柱、脊椎

S

□ cervical spine ['sɜrvəkəl spaɪn] 頚椎
□ lumbar spine ['lʌmˌbɑr spaɪn] 腰椎
□ manipulate the bones in the spine [məˈnɪpjʊleɪt ðə bəʊnz ɪn ðə spaɪn] 脊椎
に沿っての整体を行う

□ spirometer test /spaɪˈrɒmɪtər test/	名 肺機能検査

補足 spirometer test には a を付ける。

□ take a spirometer test [teɪk ə spaɪˈrɒmɪtər test] 肺機能検査を受ける

□ sports injuries /spɔːts ˈɪndʒəriz/	名 スポーツ外傷、スポーツ損傷

□ sprain /spreɪn/	名 捻挫

□ spray /spreɪ/	名 噴霧器、鼻内噴霧器

□ sputum /ˈspjuːtəm/	名 痰

□ cough up sputum [kɒf ʌp ˈspjuːtəm] 咳に痰がからむ
□ sputum culture [ˈspjuːtəm ˈkʌltʃə] 痰培養

□ stairs /steəz/	名 階段

□ climb the stairs alone [klaɪm ðə steəz əˈləʊn] 助けを借りずに階段を上がる

□ standard precaution /ˈstændəd prɪˈkɔːʃən/	名 標準予防策

□ starter /ˈstɑːtə/	名 前菜、新人

□ sterile cup /ˈsteraɪl kʌp/	名 滅菌容器、滅菌カップ
□ sterile gloves /ˈsteraɪl glʌvz/	名 滅菌手袋
□ sterile tray /ˈsteraɪl treɪ/	名 滅菌トレー
□ sterile waste bag /ˈsteraɪl weɪst bæg/	名 滅菌廃棄袋
□ steroid /ˈsterɔɪd/	名 ステロイド
□ stethoscope /ˈsteθəskəʊp/	名 聴診器
□ stitch cutter /stɪtʃ ˈkʌtə/	名（縫合除去に使う）ステッチカッター、縫合カッター
□ stitches /ˈstɪtʃɪz/	名 縫合糸、縫合部、キズロ

補足「7針縫った」なら I had seven stitches.

☞ 切り傷などのケガの程度をいうときに良く使われていますが、表現英語でも同じ言い回しで治療の状況を説明します。

□ take one's stitches out ［teɪk wʌnz ˈstɪtʃɪz aʊt］　抜糸する
□ remove stitches ［rɪˈmuːv ˈstɪtʃɪz］　抜糸する
□ clean the stitches ［kliːn ðə ˈstɪtʃɪz］　キズロを消毒する

□ stoma /stoma/	名 人工肛門、人工膀胱

☞ 手術によって腸や尿管の一部を体外に出してつくった便や尿の出口です。

S

☐ **stomach** /ˈstʌmək/	名 腹、腹部、胃

☐ My stomach hurts badly.　腹痛がひどいんです

☐ **stool** /stuːl/	名 便

☐ describe someone's stool [dɪsˈkraɪb ˈsʌmwʌnz stuːl]　…の便の状態を説明する
☐ hard stool [hɑːd stuːl]　硬便
☐ liquid stool [ˈlɪkwɪd stuːl]　水便
☐ loose stool [luːs stuːl]　軟便
☐ pass a stool [pɑːs ə stuːl]　排便する

☐ **stopped breathing** /stɒpt ˈbriːðɪŋ/	句 呼吸が止まっている

☐ **straighten** /ˈstreɪtn/	動 まっすぐ伸ばす

☐ **straw** /strɔː/	名 ストロー

☐ **stress** /strɛs/	名 ストレス

☐ under a lot of stress [ˈʌndər ə lɒt əv strɛs]　ストレスがひどいと感じていること

☐ **stretcher** /ˈstretʃə/	名 ストレッチャー、担架

☐ **stroke** /strəʊk/	名 脳卒中

☞ 脳の血管が詰まって起きるのが「脳梗塞」、破れたがために起きるのが「脳出血」や「くも膜下出血」ですが、日本のようにこれらの病気を区別しないで表現することが多い。

□ ischemic stroke [ɪˈskiːmɪk stroʊk]　虚血性脳卒中
□ have a stroke [həv ə stroʊk]　脳卒中で倒れる
□ hemorrhagic stroke [heməˈrɪdʒɪk stroʊk]　脳出血
□ mini-stroke [ˈmɪni stroʊk]　一過性脳虚血発作
□ recover from a stroke [rɪˈkʌvə frəm ə stroʊk]　脳卒中から回復する

□ **subarachnoid hemorrhage** /sʌbəˈr*æ*knɔɪd ˈhemərɪdʒ/	**名** くも膜下出血

□ have a subarachnoid hemorrhage [həv ə sʌbəˈræknɔɪd ˈhemərɪdʒ]　くも膜下
出血を起こす

□ **sublingual tablet** /sʌbˈlɪŋwəl ˈtæblət/	**名** 舌下錠

□ **suction** /ˈsʌkʃən/	**名** 気管吸引

補足 痰の吸引等で気道を確保する行為。airway suctioning とも言う。use
suction right away「ただちにサクションを」と名詞形、suction right
away「すぐサクションして」と動詞形のいずれも使われる。

□ **suction outlet** /ˈsʌkʃən ˈaʊtlet/	**名** 吸引チューブの差込口

□ **suffering** /ˈsʌfərɪŋ/	**名** （病気による）苦痛、苦しみ

□ alleviate suffering [əˈliːvɪeɪt ˈsʌfərɪŋ]　苦痛、苦しみを緩和する

□ **suicidal feelings** /sjʊɪˈsaɪdl ˈfiːlɪŋz/	**名** 自殺願望

□ **supplements** /ˈsʌplɪmənts/	**名** サプリ

□ **support group** /səˈpɔːt gruːp/	**名** サポートグループ、患者会、自助グループ

S

□ suppository
/səˈpɒzɪtəri/

名 坐剤、坐薬

□ insert a suppository into the rectum ['ɪnsət ə səˈpɒzɪtəri 'ɪntə ðə 'rektəm]
座薬を直腸に入れる

□ surgeon
/ˈsɜːdʒən/

名 外科医

□ assistant surgeon [əˈsɪstənt 'sɜːdʒən]　副執刀医
□ primary surgeon ['praɪməri 'sɜːdʒən]　主任執刀医

□ surgery
/ˈsɜːdʒəri/

名 手術（特に外科手術）

□ endoscopic surgery [ˌendouˈskɑpɪk 'sɜːdʒəri]　内視鏡手術
□ eye surgery [aɪ 'sɜːdʒəri]　目の手術
□ have surgery [həv 'sɜːdʒəri]　手術を受ける
□ heart bypass surgery [hɑːt 'baɪpɑːs 'sɜːdʒəri]　心臓バイパス手術
□ in surgery [ɪn 'sɜːdʒəri]　手術中
□ open heart surgery ['əʊpən hɑːt 'sɜːdʒəri]　開心術
□ open surgery ['əʊpən 'sɜːdʒəri]　開胸開腹手術
□ oral surgery ['ɔːrəl 'sɜːdʒəri]　口腔外科手術
□ perform surgery [pəˈfɔːm 'sɜːdʒəri]　手術をする、執刀する
□ plastic surgery ['plæstɪk 'sɜːdʒəri]　形成外科手術
□ undergo surgery [ˌʌndəˈgəʊ 'sɜːdʒəri]　手術を受ける

□ surgical tape
/ˈsɜːdʒɪkəl teɪp/

名 サージカルテープ

☞ 包帯、ガーゼなどを患部に固定するために使う粘着包帯です。

□ susceptible to something
/səˈseptəbl tə 'sʌmθɪŋ/

句 （インフルエンザ等）…にかかりやすい

□ suture
/ˈsjuːtʃə/

名 縫合

□ cut the suture [kʌt ðə 'sjuːtʃə]　縫合部を切開する
□ remove one's suture [rɪˈmuːv wʌnz 'sjuːtʃə]　抜糸する

☐ sutures /ˈsjuːtʃəz/	名 縫合糸、縫合部
☐ swallow /ˈswɒləʊ/	動 飲み込む、嚥下する

☐ have problems swallowing [həv ˈprɒbləmz ˈswɒləʊɪŋ] 飲み込むのに困難が伴う

☐ sweat gland /swɛt glænd/	名 汗腺
☐ sweating /ˈswɛtɪŋ/	名 発汗
☐ sweaty /ˈswɛti/	形 汗をかいている、汗が止まらない
☐ swelling /ˈswɛlɪŋ/	形 腫脹、腫れ

☐ reduce the swelling [rɪˈdjuːs ðə ˈswɛlɪŋ] 腫れが引くようにする

☐ swollen /ˈswəʊlən/	形 腫脹が見られる、腫れている
☐ swollen glands /ˈswəʊlən glændz/	句 リンパ腺が腫れている
☐ symptom /ˈsɪmptəm/	名 症状

☐ alleviate the symptoms [əˈliːvɪeɪt ðə ˈsɪmptəmz] 症状を緩和する
☐ Could you tell me more about your symptoms? ご自分の症状のこと、もう少し詳しくお話ください
☐ symptoms are gone [ˈsɪmptəmz ə gɒn] 症状が消えている

S

149

□ worsen the symptoms [ˈwɜːsn ðə ˈsɪmptəmz]　症状を悪化させる（＊フォーマルな動詞を使うなら aggravate）

□ **syncope** /ˈsɪŋkəpi/	名 失神、失神発作
□ **syringe** /ˈsɪrɪndʒ/	名 注射器、注入器

補足 アクセントを第2音節に置く人もいる。

□ **syrup** /ˈsɪrəp/	名 シロップ剤
□ **systemic lupus erythematosus** /sɪˈstɛmɪk ˈluːpəs ˌɛrɪˌθiːməˈtəʊsəs/	名 全身性エリテマトーデス

T ではじまる語句

□ tablets /'tæblɪts/	名 錠剤

□ tachycardia /tækɪ'kɑrdiə/	名 頻脈

□ tds /ti di ɛs/	略 1日3回

補足 1日3回を意味するラテン語の ter die sumendum に由来する。

□ teeth /ti:θ/	名 歯（複数）

□ teething /'ti:ðɪŋ/	名 乳歯が生えてくること

□ temperature /'temprɪtʃə/	名 体温

□ take one's temperature［teɪk wʌnz 'temprɪtʃə］ 体温を測る

□ temperature chart /'temprɪtʃə tʃɑ:t/	名 体温表

□ terminal care /'tɜ:mɪnl keə/	名 終末期医療

補足 end-of-life care［end-ɒv-laɪf keə］という言い方も使われる。

□ test /tɛst/	名 検査

□ blood test［blʌd tɛst］ 血液検査
□ run a few tests［rʌn ə fju:tests］ 検査をいくつか行う（＊いくつもの検査が
　行われるときは、be given a battery of tests という言い方もよく使われる）
□ urine test［'jʊərɪn tɛst］ 尿検査

■ test strip
/test strɪp/

名 試験紙

□ testing strip
/'testɪŋ strɪp/

名 試験紙を用いて検査すること

□ tetanus
/'tetənəs/

名 破傷風

□ develop tetanus [dɪ'vɛləp 'tetənəs]　破傷風になる

□ therapist
/'θerəpɪst/

名 セラピスト、カウンセラー

□ therapy
/'θerəpi/

名 療法

☞ 通常、医学的な標準治療以外のものを指していることが多い。

□ aromatherapy [əroumə'θerəpi]　芳香療法
□ herbal therapy ['hɜːbəl 'θerəpi]　薬草療法
□ hydrotherapy ['haɪdrəʊ 'θɛrəpi]　水治療法
□ hypnotherapy [ˌhɪpnoʊ 'θɛrəpi]　催眠療法

□ thermometer
/θə'mɒmɪtə/

名 体温計

□ ear thermometer [ɪə θə'mɒmɪtə]　耳式体温計
□ digital thermometer ['dɪdʒɪtl θə'mɒmɪtə]　デジタル式体温計、電子体温計
□ disposable thermometer [dɪs'pəʊzəbl θə'mɒmɪtə]　使い捨て体温計
□ oral thermometer ['ɔːrəl θə'mɒmɪtə]　口用体温計
□ tympanic thermometer [tɪm'pænɪk θə'mɒmɪtə]　耳式体温計

□ three times a day (t.d.i.)
/θriː taɪmz ə deɪ (tiː diː aɪ)/

1 日 3 回

補足 略記するときの t.d.i. はラテン語で 1 日 3 回を意味する ter in die から来
ている。

☐ throat /θrəʊt/	名 咽頭
☐ thrombocytosis /θrɒmˈbəʊsɪtəʊsɪs/	名 血小板増加症
☐ throw up /θrəʊ ʌp/	句 吐く

補足 vomit［ˈvɒmɪt］のインフォーマル版。

☐ thumb /θʌm/	名 親指
☐ thyroids /ˈθaɪrɔːɪdz/	名 甲状腺
☐ tighten /ˈtaɪtn/	動 （こぶしなどを）握る、締める
☐ time sheet /taɪm ʃiːt/	名 出退勤簿
☐ tinea corporis /ˈtɪnɪə ˈkoːrporis/	名 体幹白癬
☐ tingling /ˈtɪŋglɪŋ/	形 チクチクする
☐ tingling sensation /ˈtɪŋglɪŋ senˈseɪʃən/	名 チクチクする感じ
☐ tinnitus /tɪˈnaɪtəs/	名 耳鳴り

□ toe /təʊ/	名 つま先
□ toilet /ˈtɔɪlɪt/	名 トイレ

□ go to the toilet ［gəʊ tə ðə ˈtɔɪlɪt］ 用を足す、トイレに行く
□ hard when someone goes to the toilet ［hɑːd wen ˈsʌmwʌn gəʊz tə ðə ˈtɔɪlɪt］ 便が硬い
□ visit the toilet ［ˈvɪzɪt ðə ˈtɔɪlɪt］ トイレに通う

□ tonsillectomy /ˌtɒnsəˈlektəmi/	名 扁桃摘出
□ tonsillitis /ˌtɒnsɪˈlaɪtɪs/	名 扁桃炎
□ tonsils /ˈtɒnslz/	名 扁桃（腺）
□ tooth /tuːθ/	名 歯（単数）
□ torso /ˈtɔːsəʊ/	名 胴体
□ tourniquet /ˈtʊənɪkeɪ/	名 止血帯

☞ 止血のために使用するバンドです。

□ tie a tourniquet ［taɪ ə ˈtʊənɪkeɪ］ 止血帯を巻く
□ Tightly place a tourniquet on the patient's upper arm. 患者の上腕に止血帯をきつく巻きつける

155

☐ **traction therapy** /ˈtrækʃən ˈθerəpi/	名 牽引療法
☐ **transfer ability** /ˈtrænsfə(ː)r əˈbɪlɪti/	名 移動能力
☐ **transferring** /trænsˈfɜːrɪŋ/	名 介助による移動
☐ **transfusion** /trænsˈfjuːʒən/	名 輸血

☐ be given a transfusion ［bi ˈɡɪvn ə trænsˈfjuːʒən］ 輸血を受ける
☐ do a transfusion ［dʊ ə trænsˈfjuːʒən］ 輸血をする

☐ **transplant team** /trænsˈplɑːnt tiːm/	名 移植チーム
☐ **trauma patient** /ˈtrɔːmə ˈpeɪʃənt/	名 外傷患者

☐ Trauma patients are taken to the trauma unit. 外傷患者は外傷診療部門に連れていかれる

☐ **tray table** /treɪ ˈteɪbl/	名 食器トレイ

☞ ベッドで食事するための脚付きの台です。

☐ **treatable** /ˈtriːtəbl/	形 治療可能
☐ **treatment** /ˈtriːtmənt/	名 治療、治療法

☐ administer (medical) treatment ［ədˈmɪnɪstə ˈmedɪkəl ˈtriːtmənt］ 治療する、治療を施す

□ conservative treatment ［kənˈsɜːvətɪv ˈtriːtmənt］ 従来からの治療法
□ hormonal treatment ［hɔːˈməʊnəl ˈtriːtmənt］ ホルモン療法
□ initiate treatment ［ɪˈnɪʃɪeɪt ˈtriːtmənt］ 治療を開始する
□ good response to treatment ［ɡʊd rɪsˈpɒns tə ˈtriːtmənt］ 高い治療効果をあげ
ている
□ surgical treatment ［ˈsɜːdʒɪkəl ˈtriːtmənt］ 外科治療
□ treatment options ［ˈtriːtmənt ˈɒpʃənz］ 治療の選択肢
□ undergo standard treatment ［ˌʌndəˈɡəʊ ˈstændəd ˈtriːtmənt］ 標準治療を受
ける
□ length of treatment ［lɛŋθ əv ˈtriːtmənt］ 治療に要する期間、全治するまでに
かかる期間

□ **treatment room** /ˈtriːtmənt ruːm/	名 処置室

□ respond to treatment ［rɪsˈpɒnd tə ˈtriːtmənt］ 治療が効く、奏功する

□ **tremors** /ˈtreməz/	名 ふるえ

□ **tricuspid valve** /traɪˈkʌspɪd vælv/	名 三尖弁 <small>さんせんべん</small>

☞ 右心房と右心室の間の弁です。

□ **triglycerides** /traɪˈɡlɪsəraɪdz/	名 中性脂肪

□ **trolley** /ˈtrɒli/	名 ストレッチャー、担架

□ **tube insertion** /tjuːb ɪnˈsɜːʃən/	名 挿管

□ **tuberculosis** /tju(ː)bɜːkjʊˈləʊsɪs/	名 結核

□ be affected by tuberculosis ［bi əˈfɛktɪd baɪ tju(ː)ˌbɜːkjʊˈləʊsɪs］ 結核に罹る（＊
インフォーマルに言いたいなら、got、caught も使える）

☐ tumor /'tju:mə/	名 腫瘍
☐ tweezers /'twi:zəz/	名 鑷子 <small>せっし</small>
☐ twice a day (b.i.d) /twaɪs ə deɪ (biː aɪ diː) /	句・略 1日2回

補足 b.i.d. はラテン語での「1日2回」を意味する bis in die に由来する。

☐ two-handed cup /tu:-'hændɪd kʌp/	名 両手付きカップ
☐ tympanic membrane perforation /tɪm'pænɪk 'membreɪn ˌpɜ:fə'reɪʃən/	名 鼓膜穿孔 <small>せんこう</small>

補足 普通の言い方としては、ruptured eardrum ['rʌptʃəd 'ɪədrʌm]

☐ typhoid fever /'taɪfɔɪd 'fi:və/	名 腸チフス

158

□ 患者さんとのコミュニケーションで役立つ表現 ③ □

待合室で

□ 長時間お待たせし、お詫びします。患者様お一人お一人の診療には慎重を
　期しており、ときには、通常より時間のかかってしまうことがあるのです。
　I'm very sorry for the long wait. As we want to make sure that each
　patient's problems are fully evaluated, some cases take longer than
　others.

□ 長時間お待たせして申し訳ありません。皆さん予約でお待ちしています。
　でもご存知の通り予定どおりにいきません。なので少しリラックスしてく
　ださい。ストレスは体に良くないのです。順番にお呼びしていますのでも
　う少しお待ちください。
　I'm sorry for the long wait. Everyone here is with an appointment, But
　as you know, plans don't go as planned. So try relaxing a little. Stress
　is not good for your body. Don't worry, your name is on the list and
　your turn will come soon.

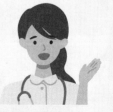

□ 内分泌 (endocrine system) □

内分泌系 (endocrine) は血液中に直接**ホルモン** (hormone) を**分泌する** (excrete) ことで身体の各臓器・器官・組織や細胞に命令を下すという機能をもっています。内分泌臓器には、**視床下部** (hypothalamus)、**下垂体** (pituitary gland)、**松果体** (pineal gland)、**甲状腺** (thyroid)、**胸腺** (thymus)、**膵臓** (pancreas)、**副腎皮質** (adrenal glands)、**卵巣** (ovary)、**精巣** (testicle)、などがあります。

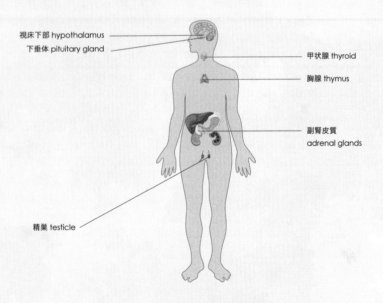

視床下部 hypothalamus
下垂体 pituitary gland
甲状腺 thyroid
胸腺 thymus
副腎皮質 adrenal glands
精巣 testicle

U ではじまる語句

☐ ultraviolet rays /'ʌltrə'vaɪəlɪt reɪz/	名 紫外線

☐ block ultraviolet rays ［blɒk 'ʌltrə'vaɪəlɪt reɪz］ 紫外線を防ぐ

☐ umbilical cord /ʌmbɪ'laɪkəl kɔːd/	名 臍帯
☐ underlying chronic conditions /ʌndə'laɪɪŋ 'krɒnɪk kən'dɪʃənz/	名 持病
☐ underwater exercise /'ʌndə'wɔːtər 'eksəsaɪz/	名 水中運動療法
☐ underweight /ʌndə'weɪt/	名 低体重
☐ unresponsive /ʌnrɪs'pɒnsɪv/	形 無反応な

☞ 声をかけたり、瞳孔反応を見ても、反応が認められないことです。

☐ up and down /ʌp ənd daʊn/	句 不安定だ
☐ urinal bottle /'jʊərɪnl 'bɒtl/	名 採尿器、男性用集尿器
☐ urinate /'jʊərɪneɪt/	動 排尿する

☐ problem with urinating ［'prɒbləm wɪð 'jʊərɪneɪtɪŋ］ 排尿困難

☐ urination /jʊərɪˈneɪʃən/	名 排尿
☐ urine /ˈjʊərɪn/	名 尿

☐ pass urine [pɑːs ˈjʊərɪn]　排尿する

☐ urine analysis /ˈjʊərɪn əˈnæləsɪs/	名 尿検査
☐ urine bag /ˈjʊərɪn bæg/	名 尿バッグ、採尿バッグ
☐ urology /jʊəˈrɒlədʒi/	名 泌尿器科、泌尿器科学
☐ urticaria /ˌɜːrtɪˈkeəriə/	名 蕁麻疹
☐ uterine wall /ˈjuːtəraɪn wɔːl/	名 子宮壁
☐ uterus /ˈjuːtərəs/	名 子宮

U

163

□ 生殖器 (genital organs) □

男性生殖器

精巣 (testis)、前立腺 (prostate gland)、陰嚢 (scrotum)、陰茎 (penis) からなっています。精巣からは精液 (semen)、精子 (sperm) が産生されます。

勃起 (erection) と射精 (ejaculation) のしくみや、尿と精液が同時に放出されないしくみは交感神経と副交感神経の働きで絶妙に調節されています。

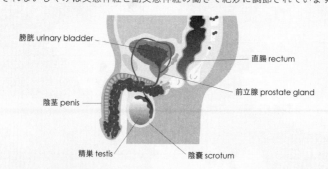

膀胱 urinary bladder

直腸 rectum

前立腺 prostate gland

陰茎 penis

精巣 testis

陰嚢 scrotum

女性生殖器

卵巣 (ovary)、卵管 (fallopian tube)、子宮 (uterus)、腟 (vagina)、外陰部 (vulva) などからなっています。卵巣ではエストロゲンとプロゲステロンの産生が行われ、卵子 (egg) の産生、排卵 (ovulation) が行われます。子宮は骨盤腔内で膀胱と直腸の間にあり、子宮体部 (uterine body)、子宮頸部 (cervix) に分けられます。受精 (fertilization)、妊娠 (pregnancy)、出産 (parturition) など胎児 (fetus) に関わる機能およびホルモン分泌に関わっています。

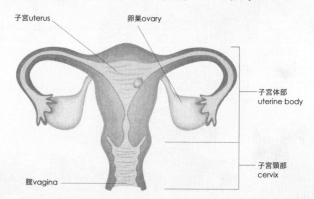

子宮uterus

卵巣ovary

子宮体部
uterine body

子宮頸部
cervix

腟vagina

V・W・X ではじまる語句

□ vaccination /væksɪˈneɪʃən/	名 予防接種
□ vaccine /ˈvæksiːn/	名 ワクチン
□ vagina /vəˈdʒaɪnə/	名 膣
□ valuables /ˈvæljuəblz/	名 貴重品

□ Do not bring valuables to the hospital. （入院患者に対して）貴重品は持ち込まないでください

□ varicella /værɪˈselə/	名 水痘
□ varicose vein /ˈværɪkəus veɪn/	名 静脈瘤
□ vary /ˈveəri/	動 （一定水準を保たず）変化する
□ vein /veɪn/	名 静脈
□ vena cava /ˈviːnə ˈkɑːvə/	名 大静脈

□ inferior vena cava ［ɪnˈfɪərɪə ˈviːnə ˈkɑːvə］ 下大静脈
□ superior vena cava ［sju(ː)ˈpɪərɪə ˈviːnə ˈkɑːvə］ 上大静脈

□ vending machine /ˈvendɪŋ məˈʃiːn/	名 自販機

□ ventilator /'ventɪleɪtə/	名 呼吸器
□ ventricle(s) /ventrɪkl(z)/	名 心室

☞ 心臓を前から見たとして、下半分が心室です。

□ left ventricle [left 'ventrɪkl] 左心室（左心房から送られてくる酸素で満たされた血液を受け取り、大動脈に乗せて全身に送り出す場所）
□ right ventricle [raɪt 'ventrɪkl] 右心室（右心房から静脈血を受け取る場所。この血液は肺動脈へと送り出される）

□ vertigo /'vɜrtɪˌgoʊ/	名 目眩、回転性の目眩

☞ diziness の病型の 1 つです。

□ experience vertigo [ɪksˈpɪəriəns ˈvɜːtɪgəu] 目眩を経験する

□ visiting hours /'vɪzɪtɪŋ 'auəz/	名 面会時間

☞ 患者さんへのオリエンテーションに使います。

□ visiting nursing services /'vɪzɪtɪŋ 'nɜːsɪŋ 'sɜːvɪsɪz/	名 訪問看護サービス
□ visitor /'vɪzɪtə/	名 見舞い客
□ visitors' toilet /'vɪzɪtəz 'tɔɪlɪt/	名 見舞客専用トイレ
□ visually impaired /'vɪzjuəli ɪm'peəd/	句 視力障害がある

□ vital signs /ˈvaɪtl saɪnz/	名 バイタル

☞ 脈拍／心拍数・呼吸（数）・血圧・体温の４つを指します。

　□ take the vital signs ［teɪk ðə ˈvaɪtl saɪnz］　バイタルを取る

□ vomiting /ˈvɒmɪtɪŋ/	名 吐瀉（としゃ）、吐くこと

□ waist /weɪst/	名 ウエスト、胴回り

□ wait /weɪt/	名 待ち時間

　□ How long is the wait?　待ち時間、どのくらいでしょうか？

□ waiting room /ˈweɪtɪŋ ruːm/	名 待合室

□ walker /ˈwɔːkə/	名 歩行器

□ walking frame /ˈwɔːkɪŋ freɪm/	名 歩行補助器

□ walking stick /ˈwɔːkɪŋ stɪk/	名 杖

□ ward /wɔːd/	名 病棟、診療科目別の看護部門

　□ children's ward ［ˈtʃɪldrənz wɔːd］　小児病棟
　□ post natal ward ［pəʊst-ˈneɪtl wɔːd］　新生児病棟
　□ ward sister ［wɔːd ˈsɪstə］　看護主任（女性）

□ washbowl /ˈwɒʃbəʊl/	名 洗面器

□ washcloth /ˈwɒʃklɒθ/	名 タオル（特に浴用のもの）

□ waste room /weɪst ruːm/	名 廃棄物処理室

□ water /ˈwɔːtə/	名 尿

補足 婉曲な言い方。

□ pass water ［pɑːs ˈwɔːtə］ 排尿する

□ waterworks /ˈwɔːtəwɜːks/	名 尿意コントロール

□ have problems with one's waterworks ［həv ˈprɒbləmz wɪð wʌnz ˈwɔːtəwɜːks］
尿意をコントロールできない

□ wee /wiː/	名 おしっこ

補足 イギリス英語で子供に使う表現。アメリカ英語では pee ［piː］

□ weigh /weɪ/	動 体重が…である

□ How much do you weigh normally?　普段の体重はどのくらいですか？

□ weight /weɪt/	名 体重

□ gain weight ［ɡeɪn weɪt］　体重を増やす
□ lose weight ［luːz weɪt］　減量する

☐ **wheelchair**
/'wiːltʃeə/

名 車椅子

補足 bring a wheelchair のように初出の可算名詞として使うときは、不定冠詞 a が必要。

☐ wheelchair-accessible toilet ['wiːltʃeər-əkˈsesəbl 'tɔɪlɪt] バリアフリーのトイレ
☐ shift to a wheelchair [ʃɪft tʊ ə 'wiːltʃeə] 車椅子に移る

☐ **wheezes**
/'wiːzɪz/

名 笛声音（てきせいおん）

☞ 呼吸器の具合が悪いことで発される、笛の音のような音です。

☐ **wheezing**
/'wiːzɪŋ/

名 喘鳴（ぜいめい）

☞ 気管や気管支など呼吸のときに空気の通り道となる部分が狭くなること。

☐ **wheezing sound**
/'wiːzɪŋ saʊnd/

名 喘鳴音

☞ 呼吸をする時にヒューヒュー、ゼーゼーと音がすること。

☐ **windpipe**
/'wɪndpaɪp/

名 気管、のど笛

☐ **WNL**
/'dʌblju(ː) en el/

略 通常の範囲内

補足 within normal limits の略。

☐ **worst case**
/wɜːst keɪs/

名 （病状の）最悪の状況

☐ **wound**
/wuːnd/

名 傷、創傷

☞ 一般的には事故による傷である injury と区別して、凶器による傷。

☐ wound assessment chart ［wuːnd əˈsesmənt tʃɑːt］ 創傷処置記録
☐ wound clips ［wuːnd klɪps］ 創クリップ（傷口を止めるクリップ）
☐ wound closure ［wuːnd ˈkləʊʒə］ 創傷閉鎖（を行うこと、済んでいること）
☐ open wound ［ˈəʊpən wuːnd］ 開放創（外力による体表組織の物理的損傷）
☐ traumatic wound ［trɔːˈmætɪk wuːnd］ 外傷

☐ wrist /rɪst/	名 手首
☐ X-ray /ˈeks-ˈreɪ/	名 X 線

☐ x-ray machine ［ˈeks-ˈreɪ məˈʃiːn］ X 線装置
☐ get a chest X-ray ［get ə tʃest ˈeks-ˈreɪ］ レントゲンを撮る
☐ have a chest X-ray ［həv ə tʃest ˈeks-ˈreɪ］ 胸のレントゲンを撮る
☐ take an X-ray ［teɪk ən ˈeks-ˈreɪ］ レントゲンを撮る

V
W
X

□ 乳がん （breast cancer） □

　乳房（mammary gland）は胸壁（chest wall）の上に位置し、乳腺（mammary gland）と皮下組織から成り立っています。乳腺は母乳（mother's milk）をつくり、乳幼児への栄養や免疫を与えるための重要な組織です。乳頭（nipple）を中心に乳腺が放射状（radiant）に 15 ～ 20 個並んでいます。

　乳がんの自覚症状には乳房にしこり（lump）、皮膚にかゆみ（itch）やタダレ（sore）、血性乳頭分泌（bloody nipple discharge）乳房の皮膚にくぼみ（hollow）がある、乳房に痛みや張るような自覚があります。乳がんの検査にはマンモグラフィー（mammography）という乳房を装置に挟んで圧迫しＸ線撮影する検査、乳腺エコー（ultrasound）、マンモトーム生検（biopsy）とい細胞をとって調べる検査があります。

　乳がんの治療には、主に外科療法、放射線療法、薬物療法がありますが、最近の薬物療法では術前化学療法（neoadjuvant chemotherapy）と分子標的療法（molecular targeted therapy）があります。分子標的療法は乳がん細胞の表面にある HER2（ハーツー）をターゲットにした新しい治療です。乳がん治療を大きく変えました。

□ 子宮頸がん （cervical cancer） □

　子宮頸がんは、異形成上皮→上皮内がん→浸潤がんと進行します。正常細胞より変化した状態のことを異形成（dysplasia）と言い将来がんになる可能性のある前がん病変（precancerous lesions）ですが不正出血（abnormal bleeding）がある場合もありますが、ほとんどが無症状です。

　検査には、内診（pelvic exam、膣の中の状態を医師が指で確認して診察すること）、PAP テスト（Pap smear 子宮頸部細胞診）、コルポスコピー検査（頸部精密検査 colposcopy、子宮頸部を拡大鏡を使って観察する検査）があります。

発音記号ガイド

A Beginner's Guide
to the Phonetic Alphabets

英語に必要な **44** の発音記号が
読める、使えるようになる！
cat = kæt がわかる！

＊ 慣行として、発音記号は文中では /p/ というふうに、スラッシュではさん
で表記します。また単語例の所で見る ɪɡˈzækt の上にある引用符のような記
号は、続く音節にアクセント（強勢）が来るという意味です。なお、例えば
ˈedjuˌkeɪtɪd の下にある引用符のような記号は、続く音節に二義的アクセン
トがあるという意味です。

＊ 単語の発音を確かめたいときは、アプリもある howjsay.com がお勧めで
す。

＊ センテンスやフレーズ等複数の単語につき、まとめて発音記号を確認の上、
実際に発音も聞けるサイトに、tophonetics.com というものがあります。
空欄にテキストを入れてから、下にある transcription をクリックすると、
発音記号が示され、その下のスイッチを押すと発音も聞ける仕組みです。

母音を表す記号

　ここでは、以下の母音を扱います。上が発音記号、（　）内はその音が使われる代表的な単語例です。

iː (see)	ɪ (sit)	ʊ (good)	uː (two)
e (bed)	ə (away)	ɜː / ɜːr (turn)	ɔː (caught)
æ (cat)	ʌ (cut)	ɑː (father)	ɒ (box)

　母音と子音の音の違いは、息が途中で妨げられるか否かの違いです。母音の場合、口の開き方と舌を前に出すか、引くかで出したい音を調整するものの、基本的に息を妨げることなく、そのまま息を吐き出します。その際、母音は常に喉を開き、奥から声を出します。「喉から声を出す」というのは、「ゴジラ」が「コシラ」にならぬよう、音をにごらせないというだけのことです。
　これに対して、子音の場合は、息の流れを唇や歯、あごを使って調整し、必要な音を出すことになります。例えば、/p/ /b/ であれば、唇を一旦閉じてから空気を吐き出すことで、「プ」「ブ」という音を出し、/t//d/ のときは、上の前歯の手前の上あごに一旦舌先を付けて空気の流れを妨げてから、空気を吐き出すことで「タッ」「ダッ」という音を出しています。

/iː/ /ɪ/ /ʊ/ /uː/

/iː/（例えば see）

　辞書によっては長い音であることを示す「ː」を省略してあったりしますが、長い音なので、多少力が入る感じになります。アルファベットで書くとすれば、人名の "Lee" での ee に相当します。

【音の出し方】
* 　次項の /ɪ/ よりは唇は開き気味にし、口角をやや引いた状態（＝にっこりしているときの状態）にします。
* 　舌の前方を高めに、つまり上あごの近くまで持ってきます（但し、くっつけず、すき間を残しておきます）。上あごに付く寸前くらいまで高く舌を上げるので、けっこう力を入れることになり。この場合、舌先を下の前歯の裏にくっつけて支えにすると楽かもしれません。
* 　この態勢で息を吐きます。次項の短い /ɪ/ と同様、喉を開き、奥から声を出します。ただ、短い /ɪ/ と比べ、長音を支えるため若干力を入れて、音を伸ばす必要があります。

【この音を使う単語・フレーズの例】
seat［siːt］
three［θriː］
easy to complete［iːzɪ tə kəmˈpliːt］ 記入が簡単

/ɪ/（例えば sit）

　上の /iː/ を短くした音です。

【音の出し方】
* 　前項の /iː/ のときよりは、唇を閉じ気味にします。
* 　舌は、意識して、下の前歯のちょっと前くらいまで前方に出します。高さも、上あごにくっ付かない程度のすき間を残しながら、舌先を持

ち上げます。/i:/ の音を出すときと比べ、舌の高さはやや低めでいいので、/i:/ のときほど力む必要がありません。

＊　この態勢で息を吐きますが、その際、喉を開き、奥から声を出します。長音の /i:/ と比べ、短い音なので、相対的に力は要らず、「さっ」と言う感じになります。

【この音を使う単語・フレーズの例】

sit ［sɪt］

with ［wɪθ］

initial investment ［ɪˈnɪʃəl ɪnˈvestmənt］　初期投資

> メモ この音が単語の最後に来るのは、boy のときの、/ɔɪ/ くらいです。

/ʊ/ （例えば good ）

アルファベットで言うなら、"uw" を音声記号にしたようなものです。

【音の出し方】

＊　口を軽めに開いてから、若干すぼめて前に出します。

＊　舌は、若干持ち上げて上あごに近づけておき、後ろに引いておきます。

＊　この「態勢」で、軽く息をさっと出します。

＊　次項の /u:/ より短い音なので、pool ［pu:l］ とは違う pull ［pʊl］ が言えるか試してください。

【この音を使う単語・フレーズの例】

cushion ［ˈkʊʃən］

look ［lʊk］

cook the books ［kʊk ðə bʊks］　帳簿を改ざんする、経理操作をする

> メモ この音は、普通単語の真ん中で使われます。また、into は、普通は /ɪntʊ/ ですが、put it into that case といったフレーズの中では、/ɪntə/ と、「軽く」なります。

/uː/ （例えば blue）

アルファベットでの表記上、-oo や -ue の入っている単語で頻出する音です。

【音の出し方】

* /ʊ/ の音を出すときに比べ口をもっとすぼめ、口笛を吹くときのように前に出します。

* その上で、舌をしっかりと持ち上げておきます。目に見えませんが、上の /ʊ/ の音のときより、舌の根は高めになります。

* ポイントは「さっと」音を出すのではなく、「引っ張る感じ」で音を伸ばすことで、そのため、やや力が入ります。その際、喉を開いて奥から声を出します。喉元に手を当てながら確かめてみてください。「プッ」と軽く言う pull より母音が長めの pool の音が出れば成功です。

【この音を使う単語・フレーズの例】

blue ［bluː］
moon ［muːn］
through and through ［θruː ən θruː］　徹底して、完全に

/e/ /ə/ /ɜː/ /ɔː/

/e/ （例えば bed）

普通の書き方をすれば "éh" に相当します。アメリカ英語だと、/ɛ/ に取って代わられ、bed も /bɛd/ となっています。

【音の出し方】

* 口は軽く開き、リラックスした気持ちで、口角を左右に引き気味にしておきます。口を左右に広げておくということです。ただし、半開

き程度にとどめる点が、大きく開ける /æ/ との違いです。

* 声を出す際、舌は少々持ち上げ気味にして、先端が触れない程度に下の前歯の手前に来るようにします。この際、口ともども、力まないのがポイントです。逆に、/æ/ の音を出すときは、舌を持ち上げないまま、力を入れるので、この点を意識していると、2つの音の違いがわかってきます。

* 上の態勢で、息をそのまま「えっ」と短めに吐き出します。

【この音を使う単語・フレーズの例】

every ［ˈevrɪ］

when ［wen］

an educated guess ［ən ˈedjuˌkeɪtɪd ges］　合理的な推測

/ə/ （例えば away）

アルファベットで普通に書けば「ゥ」に似た "uh" ですが、ほとんど聞こえない the での "e" であり、また、不定冠詞 "a" を軽く言うときの音なので、多くの方が経験済みのはずです。なお単語例の father のように、最後が -er で終わるものを発音するときは、その語尾がこの音になりますが、第1音節にアクセントが置かれる father を例に言えば、"er" の部分はアクセントが来ない音節なので、この音が使われます。いわば存在感の薄い音で、実際、聞こえるか聞こえないか程度の音です。

【音の出し方】

* 口は軽く開けた状態にしておきます。

* 舌は軽く持ち上げておく感じで、上中下で言えば、「中」の位置です。

* この態勢で、あごを少々下げる形で、喉を開き、奥から息を短めに吐き出します。

【この音を使う単語・フレーズの例】

American ［əˈmerɪkən］

people ［ˈpiːpəl］

allergic to eggs ［əˈləːʤɪk tʊ egz］　卵アレルギーがある

/ɜː/ （例えば turn ）

　アルファベットで表記するなら **"urr"** という音です。基本的にこの音は、たいていは、単語の中程で使われ、/ɜː/ で始まったり、終わったりする単語は early や occur（生じる、起きる）のように珍しいくらいです。なおアメリカ英語の場合、この種の音を /ɚ/ で示すこともあります。

【音の出し方】

＊　口角を引き気味にしながら、口は半開きにしておきます。「おっ」というときのように大きく口を開けないということです（開けすぎると、caught の /ɔː/ のような「オー」になってしまいます）。

＊　舌先は動かさないまま、舌の奥の方を持ち上げる感じです。また、舌先を上あごから離しておき、空気の通り道を開けておくのが重要です。

＊　以上の態勢がととのったところで、息を長めに吐いて音を出します。その際、喉を開き、奥から声を出します。

【この音を使う単語・フレーズの例】

earth ［ɜːθ］

nurse ［nɜːs］

return the purchase ［rɪˈtɜːn ðə ˈpɜːtʃəs］　買ったものを返品する

/ɔː/ （例えば caught ）

　アルファベットでの **"or"** に相当する音で、実際、horse, door 等のように、表記上 or や oor があるときの音です。また、-all や -aw のときにもその音を表すのに使います。一方で、also や talk のようにひょんな所で登場したりもします。

【音の出し方】

＊　口は軽く閉じておき、実際に音を出す段になったら、若干すぼめ気味にしながら、息を吐き出します。

＊　舌の位置は基本的に変えませんが、音を出す際に、舌先だけを下げます。

180

＊　母音に共通することですが、喉を開き、奥から声を出すようにします。

【この音を使う単語・フレーズの例】

almost［ˈɔːlməʊst］

water［ˈwɔːtə］

automatic door［cɔːtəˈmætɪk dɔː］　自動扉

> メモ　/ɔː/ を短くした感じの /ɒ/ と比べると、/ɔː/ では bought を言うときのように、積極的に口をすぼめて前に出すのに、/ɒ/ では、boss を言うときのように、軽く前に出す程度です。また、舌も /ɔː/ ではぐいっと引くのに、/ɒ/ では、軽く引く程度です。

/æ/　/ʌ/　/ɑː/　/ɒ/

/æ/（例えば cat）

アルファベットで言えば、口角を引き気味に言う "ah" に相当する音です。father での a と bed での e を足して2で割るイメージの音とも言えます。あとで述べるとおり、下の前歯の裏に舌先を付けたままで言う short a です。舌を浮かせてしまうと、short o になってしまいます。例えば、「軽くたたく」という意味の tap と「一番上」という意味の top を交互に言ってみてください。

【音の出し方】

＊　口は大きめに開けると言うか、下あごを下げます。十分大きく開けないと、音の出し方が似ている、「物乞いをする」の beg での /e/ になってしまいます。こちらの /æ/ が使われる、「袋」の bag と交互に言ってみてください。beg, bag, beg, bag というふうに。

＊　舌は敢えて動かさず、声を出す際に下あごを下げるとき、いっしょに下げるだけです。

＊　声を出す段になったら、口を大きめに開けた上、口角を引いてから

181

（下の前歯の裏に舌先が付くようにしている方が口の中の広さを確保しやすいと言えます）、やや力を入れながら喉の奥から声を出します。Rの音を出すときに似ています。音は母音の中でも長めです。

【この音を使う単語・フレーズの例】

and ［ænd］

that ［ðæt］

as a matter of fact ［əz ə ˈmætər əv fækt］　実際のところ

　メモ ここでの and の /æ/ はあえて強く言うときに使うもので、ham and eggs のようなときは、/ən/ と、もっとあっさりした言い方になります。

/ʌ/ （例えば cut ）

　前項の /æ/ がアルファベットでの "e" に近い "ah" なら、こちらの方は、それを「あっ」と言うときのように、スパッと短くしたものです。弱い音で存在感の薄い /ə/ を思い切り大きな声で言うと、うまくいきます。

【音の出し方】

*　口は、最初は軽く開けておきます。軽く開ける程度に留める点で、口をもっと開く、/ɑː/ の音を出すときと対照的です。次に、声を出す時点で、一段と大きく開いてから、喉の奥の方から、短い音を出します。

*　舌の位置は上あごにくっ付けるほどではありませんが、割と高いままです。そして、この状態で、声を出すときに、下あごを下げる際にいっしょに下げます。

【この音を使う単語・フレーズの例】

up ［ʌp］

company ［ˈkʌmpəni］

monthly income ［mʌnθli ˈɪnkʌm］　月収

/ɑ:/ （例えば father ）

通常のアルファベットで表記するなら、口を開いて言う "aah" であり、/æ/ の音を長めに「おー」にしたような音です。start, large のように、単語内に、a + r のセットがあるときによく登場する音です。アメリカ英語では、/ɑ:/ と /ɒ/ を区別しないので、「穏やかな」の calm も、「簡易ベッド」の cot も、ともに発音記号にすると、/kɒm/ と /kɒt/ になってしまいます。

【音の出し方】

✻ 下あごを下げる感じで口を開き、meet の ee を言うときのように、口角はやや引き気味にしておきます（舌を後方に引く音ではたいていこうなります）。

✻ 舌は持ち上げないまま、声を出す際に下あごを下げると同時に、下げます。この点、/ʌ/ のときは、舌が高めに持ち上がっているわけですから、是非、違いを意識してください。

✻ 以上の態勢で長めに音を出します。母音ですから、喉を開いて、奥から音を出します。このとき、鼻の方に息が流れないように注意するのがポイントです。

【この音を使う単語・フレーズの例】
after ［ɑːftə］
party ［pɑːti］
on behalf of ［ɒn bɪˈhɑːf ɒv］ …の代理として

/ɒ/ （例えば box ）

アルファベットで言えば、frog と言うときの o の部分の音です。音としては、前項の /ɑ:/ を短縮したようなものです。なお、イギリス英語なら、cot（折り畳める簡易ベッド。イギリスだと幼児用の枠付きベッド）は /kɒt/ で、「つかまった」の caught は /kɑːt/、と音の使い分けがあるのに、アメリカ英語だと、cot は /kɑt/、caught も /kɑt/ と、まるで同じで、専門家は cot-caught merger（cot と caught の融合現

象）と呼んでいるくらいです。

【音の出し方】

* 前項の /ɑː/ のときより大きめに口を開き、meet の ee を言うときのように、口角はやや引き気味に、下あごを下げる感じです（舌を後方に引く音では大抵こうなります）。

* 舌は、持ち上げないまま、「奥にしまっておく」感じにしておきます。この結果、/ɔː/ のときと比べ、舌の根の位置も低めとなります。

* 以上の態勢で短めに音を出します。母音ですから、喉を開いて、奥から声を出す感じです。このとき、鼻の方に息が流れないように注意するのがポイントです。

【この音を使う単語・フレーズの例】

online ［ɒnlaɪn］

problem ［prɒbləm］

off duty ［ɒf ˈdjuːti］ 勤務時間外、非番

　　 メモ アメリカ英語だと、この音はたいてい、/æ/ か /ɑː/ で置き換えられます。

二重母音を表す記号

　ここでは以下の二重母音（２つの母音を合体し、１音にしたもの）を扱います。上が発音記号、（　）内はその音が使われる代表的な単語の例です。

ɪə (here)	eɪ (face)	
ʊə (insure)	ɔɪ (toy)	əʊ (no)
eə / ɛə (air)	ɑɪ (my)	aʊ (now)

　二重母音と呼ばれる音ですが、既に練習した母音の組み合わせですから、特別むずかしくはありません。要は最初の母音特有の音を出してから、スローモーションで、次の母音の音へと移り、両者を「合体」させることですが、個々の母音に合わせて口の形が変わることになります。いずれにしても２音を、１拍の中に収める必要がありますので、指で机をたたきながら、試してみてください。

/ɪə/ （例えば here ）

　アルファベットでこの音を表すなら、"iyah" という感じの音です。

【音の出し方】
＊　１拍内に収まるように、まずは、/ɪ/ の音を出してからスライドしていく感じで、/ə/ の音につなげ、両者を一体化させます。

【この音を使う単語・フレーズの例】
ear ［ɪə］
area ［eərɪə］
year by year ［jɪə baɪ jɪə］　年々

/ʊə/ （例えば insure〔＝保険をかける〕）

アルファベットで表すとすれば、**"u-wah"** に相当する音です。

【音の出し方】

＊ 1拍内に収まるように、まずは、/ʊ/ の音を出してから、/ə/ の音につなげ、両者を一体化させます。

【この音を使う単語・フレーズの例】

during［ˈdjʊərɪŋ］
poor［pʊə］
Are you sure?［ə ju ʃʊə］　それ、確か？

/eə/ （例えば air）〔アメリカ英語だと ɛ ɹ か ɛə〕

アルファベットで表記するなら、**"eh-ah"** で表せる音です。

【音の出し方】

＊ 1拍内に収まるように、まずは、/e/（または口角をもっと引いた /ɛ/）の音を出してから、/ə/ の音につなげて、両者を一体化させます。

【この音を使う単語・フレーズの例】

air［eə］
prepare［prɪˈpeə］
fair share［feə ʃeə］　公平な取り分・配当

/eɪ/ （例えば face）

アルファベット表記の単語 **"may"** での後半の **"ay"** に相当する音です。

【音の出し方】

＊ 1拍内に収まるように、まずは、/e/ の音を出してから、/ɪ/ の音へ

とすばやく移行し、両者を一体化させます。

【この音を使う単語・フレーズの例】
age ［eɪʤ］
great ［greɪt］
straightaway ［ˈstreɪtəweɪ］　直ちに

/ɔɪ/ （例えば toy）

アルファベット表記なら、"oyi" ですから、不正確でもよいなら、toy は、toyi とも書けます。

【音の出し方】
＊　１拍内に収まるように、まずは、/ɔ/ の音を出してから、続けるように /ɪ/ の音を出して、両者を一体化させます。

【この音を使う単語・フレーズの例】
oil ［ɔɪl］
joy ［ʤɔɪ］
by Royal appointment ［baɪ ˈrɔɪəl əˈpɔɪntmənt］　王室御用達

/ɑɪ/ （例えば my）

アルファベットで表すとすれば、"eye" とまるで同じ音になります。

【音の出し方】
＊　１拍内に収まるように、まずは、/ɑ/ の音を出してから、/ɪ/ の音を出して、両者を一体化させます。

【この音を使う単語・フレーズの例】
island ［ˈɑɪlənd］
buy ［bɑɪ］
by design ［bɑɪ dɪˈzɑɪn］　わざと、意図的に

/əʊ/ （例えば no ）

アルファベットで表記するとすれば、**"oh"** に相当します。ですから、No は、音としては、Noh という書き方もできるということです。

【音の出し方】

＊ １拍内に収まるように、まずは、/ə/ の音を出し終わったら、スライドしていく感じで /ʊ/ の音につなげ、両者を一体化させます。

【この音を使う単語・フレーズの例】

only ['əʊnli]

don't [dəʊnt]

slowdown of growth ['sləʊdaʊn əv grəʊθ]　経済成長等の減速

/aʊ/ （例えば now ）

強いてアルファベットに書き換えるなら、「アウ」に近い **"á-u"** となる音です。

【音の出し方】

＊ １拍内に収まるように、まずは、/a/ の音を出したら、すぐさま、/ʊ/ の音に続けて、両者を一体化させます。

【この音を使う単語・フレーズの例】

out [aʊt]

house [haʊs]

without a doubt [wɪˈðaʊt ə daʊt]　疑問の余地なし

子音を表す記号

　ここでは、基本的に音の出し方がほぼ同じという意味で共通する部分があるものの、発音する態勢をととのえたらそのまま音を出すタイプと喉を開いて奥から声を出すタイプの2つをセットにして説明していきます。

　上が発音記号、（　）内はその音が使われる代表的な単語・フレーズの例です。

p (**p**in)	b (**b**ag)	t (**t**ime)	d (**d**og)
tʃ (**ch**air)	dʒ (**j**et)	k (**k**ick)	g (**g**et)
f (**f**ast)	v (**v**ery)	θ (**th**ink)	ð (**th**at)
s (**s**nake)	z (**z**oo)	ʃ (**sh**e)	ʒ (ca**s**ual)

　上の表のうちの **p, b; t, d; k, g** は、いずれも息を一瞬せき止めてから「瞬間放出」するのが特徴です。

/p/（例えば **p**in）と　/b/（例えば **b**ag）

　英語音声をアルファベットで表記してよいなら、**pi** と **bi** の違いです。

【音の出し方】

* /p/ も /b/ も唇を閉じて空気が逃げないようにします。その上で、舌を前歯に近い所まで持ち上げ、いったん溜めた息をパッと音が聞こえるくらいに「瞬間放出」するところまでは共通です。

* 違うのは、/p/ のときは、控えめに瞬間的放出をするので比較的静かなのに対して、/b/ のときは、はっきりと "bi" とわかるよう、口を開く瞬間に喉の奥から敢えて「bi の音」を出します。言い換えると、

/p/ では喉を開かないのに、/b/ では喉を開いて、奥から声を出すので音が「にごる」ということです。

* なお、音が鼻の方に抜けないよう意識しておくと、いい音が出るようになります。

【この音を使う単語・フレーズの例】
▶ /p/ の例
pin ［pɪn］
purpose ［ˈpɜːpəs］
private property ［ˈpraɪvɪt ˈprɒpəti］ 私有地
▶ /b/ の例
baby ［ˈbeɪbi］
bag ［bæg］
back to basics ［bæk tə ˈbeɪsɪks］ 基本に立ち返る

/t/ （例えば time ）と /d/ （例えば dog ）

【音の出し方】
* /p/ と /b/ のセットでは、息の流れをいったん「せき止める」のに唇を閉じるという方法を取りますが、この /t/ と /d/ のセットではどちらの音も、上の前歯のすぐ手前に舌を付けた上で、いったん出ていこうとする息をせき止めます。それから、ぱっと舌を離して息をある程度勢いよく出します（舌先で、上あごを「フリック」する感じです）。最後はどちらも口が開いた格好になり、音を聴かないと、見かけだけからは、どちらの音だったのかわからないくらいです。

* 違うのは、/t/ は喉を開かないので「静か」ですが、/d/ では喉を開いて奥から声を出すことです。喉元に手を当てれば振動の有無で確かめられます。

* 舌先が上あごに触れるのは一瞬のことです。このとき舌先が触れるのは前歯の裏ではなく、あくまでも上あごであることにご注意。

* letter のように、t が言葉の真ん中に来ると、d に近い音で発音する人もいます。

【この音を使う単語・フレーズの例】

▶ /t/ の例

tall［tɔːl］

late［leɪt］

turning point［ˈtɜːnɪŋ pɔɪnt］　転換点

> **メモ** アメリカ英語だと、フォーマルな席は別として、普段の会話では、twenty のように、n と組み合わさると、t の音は発音されません。つまり、ˈtwenti ではなく、ˈtweniː になります。

▶ /d/ の例

day［deɪ］

lady［ˈleɪdɪ］

day in and day out［deɪ ɪn ənd deɪ aʊt］　来る日も来る日も

/tʃ/（例えば chair）と /dʒ/（例えば jet）

　この2つの音に共通しているのは、(a)一瞬、出ていく息をせき止めてから、(b)こすれた音を出すことです。

【音の出し方】

＊　/t/ と /d/ の組み合わせのときと同様、舌の先を上あごの裏に付けて、出ていこうとする息を一瞬、せき止めた上、すぐさま舌をやや下げて、空気が通るようにします。「チャッ」に近い音です。一方、/t/ と /d/ の組み合わせのときと違うのは、上下の歯をちょっと浮かして作った「すき間」を通して音を出すことです。これにより、こすれた音が出ます。また、音がやや長めなのも違いと言えます。

＊　瞬時、舌先で空気の通り道をふさぐのを怠ると、she での /ʃ/ と同じ音になってしまいます。このあたり、十分意識しておかないと、自分では「つかまえる」という意味の catch と言っているつもりなのに、音としては、「現金」の cash になってしまいます。

＊　/tʃ/ は、アルファベットで表記すれば "chi" になりますが、church や teach のように、-ch や -tch を含む単語の場合、その部分の音はこれでまかなわれます。一方、/dʒ/ をアルファベットで書くなら "ji" で、j や g を含む単語で使われますが、g はときには、go のように、

/dʒ/ ではない音のときもあるので、要注意です。

✳ /tʃ/ と /dʒ/ の違いは、/tʃ/ では喉を開いて奥から声を出すようなことをしないのに、/dʒ/ では喉を開いて、奥から声を出すことです。もうひとつ、/tʃ/ と /dʒ/ とでちょっと違うのは、rich［rɪtʃ］と huge ［hjuːdʒ］を比べるとわかりますが、その前に母音があるときは、喉から音を出している /dʒ/ の前の母音の方が、/tʃ/ のときより長めだということです。

✳ /ʒ/ と /dʒ/ の違いは、前者では、舌先を上顎につけず、舌の表面をそのまま呼気を流すのに、後者では、いったん、呼気を舌先でせき止める点にあります。つまり dog の d の音を出すために、舌先を上の前歯のすぐ後ろくらいの所で上顎にいったん付けてから、すぐさま離し、/ʒ/ の音を出すということです。

【この音を使う単語・フレーズの例】
▶ /tʃ/ の例
chair［tʃeə］
March［mɑːtʃ］
structural change［ˈstrʌktʃərəl tʃeɪndʒ］ 構造改革
▶ /dʒ/ の例
jet［dʒet］
huge［hjuːdʒ］
gigantic knowledge［dʒaɪˈɡæntɪk ˈnɒlɪdʒ］ 膨大な知識

/k/ （例えば kick）と /g/ （例えば get）

【音の出し方】
✳ この音のセットもいったん息を止めてからフッと吐き出しますが、他のセットと異なり、音を「せき止める」ため、舌全体を引くことなく、舌の根だけを持ち上げす。いわば舌の根で一瞬空気の流れを止めるというやり方です。

✳ 平たい言い方をすれば、/k/ の音は、日本語で「くっ、くっ、苦しい」と言うときの、あの「くっ」と同じ音です。

✳ 注意を要するのは、同じ /k/ でも kick のように単語の頭にあると

きは、はっきりと音を "ki" と出すのに、look のように単語の最後に来るとき、それと、skate のように "s" に続くときは、k の後に「吹き出し音」がないことです。...k と、そこで打ち切られる感じです。

* /g/ の音は、日本語にたとえれば、「ぐーの音も出ない」と言うときの、あの「ぐー」と同じ響きの音です。/k/ のとき同様、舌の根で空気を一瞬「せき止め」ますが、/k/ と違うのは、喉を開いて音を「にごらす」ことです。

* /g/ の方も同様で、単語の頭では明確に音を出しますが、dog のように語尾に来るときは、g で音が止まると言うか、あえて g に続けて息を吐き出すことはありません。なお、表記上、g + a/o/u、例えば、game, goal, gum なら、普通 /g/ の音ですが、g + e/i/y、例えば、「将軍」の general、「生姜」の ginger、そして「スポーツクラブ、体育館」の gymnasium だと、/dʒɪ/ の音を使ったりするので注意を要します。

【この音を使う単語・フレーズの例】

▶ /k/ の例

keep ［kiːp］

skate ［skeɪt］

corporate culture ［ˈkɔːpərɪt ˈkʌltʃə］　企業体質

▶ /g/ の例

get ［get］

exact ［ɪgˈzækt］

Golden Gate Bridge ［ˈgəʊldən geɪt brɪdʒ］ サンフランシスコにある有名な橋

/f/ （例えば fast ） と /v/ （例えば very ）

【音の出し方】

　この２つの音に共通するのは、息を出すとき、上の前歯と下唇をくっ付けて、いわば舌の両側から外に吐き出すことです。ですから、外見上は、口は閉じたままに見えます。うまく行けば、fffffffff、vvvvvvv と連続音にして出すことができます。違うのは、/f/ のときは、こすれたような音が出るだけなのに、/v/ のときは、喉を開き、奥から声を出す

ので音が「にごる」ことです。

【この音を使う単語・フレーズの例】

▶ /f/ の例

cough ［kɒf］

fast ［fɑːst］

fear of failure ［fɪər əv ˈfeɪljə］　失敗するのではという不安

▶ /v/ の例

very ［verɪ］

cover ［kʌvə］

vice versa ［vaɪs ˈvɜːsə］　逆も真なり

> **メモ** この、/f/ と /v/ のような「こすれた音」（摩擦音）を出すものは他に、/s/ と /z/、/ʃ/ と /ʒ/、/θ/ と /ð/、それに /h/ があり、計9音となります。

/θ/（例えば think）と /ð/（例えば that）

【音の出し方】

✳　この2つの音に共通するのは、口を軽く開けてから、舌先を上下の歯のすき間から、やや前方に出すことです。その際、前歯の下に舌の前部が軽く（空気が通る余地を残すということ）付くようにしておきます。この状態で、前歯の下の部分と舌の間のすきまから吐く息を出すことで、/θ/ 独特の厚みのある詰まった音が出ることになります。

✳　うまく音が出せない方は、以下の点を確認してください。音が fffff みたいなときは、口が閉まったままか、下唇を噛んでいるときです。舌が口内で宙に浮いていたり、あるいは、上の前歯の（下ではなく）裏側にくっ付けた状態だと、やはり、/θ/ とは違う変な音になります。また、前歯の下の部分と舌との間にすきまを作り損ねると、/t/ や /d/ のような音が出てしまいます。

✳　態勢がととのったら、そのまま、こすれる感じの音をその「すき間から出します。/θ/ のときは、これだけですが、/ð/ のときは、口や舌の使い方は同じながら、喉を開いて奥から音を出します。

✳　/ð/ の音がうまく出ない場合は、以下の点を確認してください。zzz という音になってしまうのは、舌が歯と歯のすき間に入っていな

かったり、あるいは、上の前歯に舌先が付いている状態で音を出している結果です。

* /t/ や /d/ のような音になってしまうのは、上の前歯と舌先の間にすき間がないときの現象です。つまり、/t/ や /d/ では舌先で上あごを軽く「たたく」＝「フリック」して、瞬発力のある音を出すのが特色であるのに対して、/θ/ と /ð/ は、上下の歯の間に軽く舌先を入れてつくる「すき間」からの「こすれる」ような音が特色です。

【この音を使う単語・フレーズの例】

▶ /θ/ の例

thank ［θæŋk］

something ［ˈsʌmθɪŋ］

worth nothing ［wɜːθ ˈnʌθɪŋ］　何らの価値もない

▶ /ð/ の例

that ［ðæt］

another ［əˈnʌðə］

other than that ［ˈʌðə ðən ðæt］　そのことを除けば

/s/ （例えば snake ） と /z/ （例えば zoo ）

【音の出し方】

* いずれの音も、まず口を軽く開けて、口角をも引きつつ、息を上下の歯の間から吐き出しますが、その際、舌の先端をやや持ち上げ、下の前歯の裏に付けます。これでこすれるような音が出ます。2つの音の違いは、/s/ のときは、そのまま息を吐くだけですが、/z/ のときは、息を吐くときに、喉を開くようにして奥から声を出します。

* she の /ʃ/ と ここでの see の /s/ は似ていますが、/ʃ/ のときは、舌を上げて上あごとの間に隙間を作るのに、/s/ のときは、舌は下にとどめておく感じになります。他面、/ʃ/ のときは、/s/ のときと比べて（すぼめた感じながら）より大きく口を開きます。

* zoo の /z/ と casual の /ʒ/ は音が似ていますが、前者では呼気で前歯を共振させているのに、後者では、呼気は歯列の外側を流れていきます。そこで、zh とも書けるような音になるのです。

195

【この音を使う単語・フレーズの例】

▶ /s/ の例

small ［smɔːl］

whistle ［wɪsl］

space station ［speɪs ˈsteɪʃən］　宇宙ステーション

▶ /z/ の例

is ［ɪz］

busy ［ˈbɪzi］

pros and cons ［prəʊz ən kɒnz］　賛成論と反対論、賛否両論

> **メモ** pros and cons は、ラテン語での "pro et contra" ＝英語での for and against、つまり、「賛成と反対」に由来するフレーズです。

/ʃ/ （例えば she ）と **/ʒ/** （例えば casual 〔＝音的には cazhual 〕）

【音の出し方】

＊　この音のセットに共通するのは、息が上の歯と下の歯の間を抜けていくことです。外見上は、軽く口を開けている格好になります。その際、舌を少々持ち上げ、上あごとの間に「すき間」を作ってから息がそこを通るようにすることで（いわば前歯を共振させるイメージ）、こすれた音になります（ /s/ のときは、舌は動かさず、むしろ、下に下げておく感じです）。/ʃ/ はそのままで、こすれた音が出ますが、/ʒ/ のような「にごった」音を出すためには、喉を開いて奥から声を出すようにします。

＊　この /ʒ/ の音と紛らわしいのが、/dʒ/ の音です。最大の違いは、前者なら連続して音を出せるのに、後者では、ぱっと音を出したら終わりで、連続して出せません。この違いは、/ʒ/ では舌先が口内のどこにも触れないのに、/dʒ/ の方は一瞬、舌先を上あごに付ける必要があるためです。

【この音を使う単語・フレーズの例】

▶ /ʃ/ の例

chef ［ʃef］

information ［ˌɪnfəˈmeɪʃən］

cash transaction ［kæʃ trænˈzækʃən］ 現金取引

▶ /ʒ/ の例

decision ［dɪˈsɪʒən］

garage ［ˈɡærɑːʒ］

military invasion ［ˈmɪlɪˌtərɪ ɪnˈveɪʒən］ 軍事侵攻

/m/ /n/ /ŋ/ /h/ /l/ /r/ /w/ /j/

ここでは、以下の子音を扱います。

m (man)	n (can)	ŋ (long)	h (hair)
l (cold)	r (road)	w (wind)	j (yes)

この表の子音は、上の項の子音のセットと違い、対比の対象が特別なく、単体として押さえていくべきものです。

以下の m, n, ng につき、『音とことばの不思議な世界』は、日本語で「わんたんめん」と言う場合の最初の「ん」が n に、次の「ん」が m に、そして最後の「ん」が ŋ に当たると実にうまい説明をしています（同書 39 頁）。

/m/ （例えば man）

アルファベットで表せるとすれば、"hm" "h'm" という感じの音です。

【音の出し方】

＊ 口を完全に閉め、鼻歌をうたうときのように、息を鼻からだけ出す音です。日本語の「マミムメモ」そっくりですが、普段は閉まってい

る口腔（口内の空間）と鼻腔（鼻の中の空間）をつなぐ弁が、この音のときだけ開いて、鼻の方にだけ空気が行くようにしている結果です。

＊　その際、喉を開き、奥から声を出します。連続して mmmm と言うと、考えごとをしているときの「うーん」に近い音になります。実際、書き言葉で、間をとるときの音は、hmm と書きます。

【この音を使う単語・フレーズの例】

man ［mæn］

sample ［'sɑːmpl］

intimidating remarks ［ɪn'tɪmɪdeɪtɪŋ rɪ'mɑːks］　人を怖がらせる発言

> **メモ** 「登る」climb のように、最後が mb で終わる単語の場合、b は発音されず、m の音だけとなります。「爆撃機」の bomber も同じですので、真ん中の b を発音せず、bóm'r のように発音しなければならない点に注意を要します。

/n/ （例えば can）

アルファベットで表すなら、"hn" という感じで、ポイントは、単語の最後に来るときは、n で音が止まるということです。

【音の出し方】

＊　音の出し方は、日本語の「ナニヌネノ」そっくりですが、/m/ のときと同様に、普段は閉まっている鼻と口をつなぐ通路が、この音のときだけ開いて、鼻の方にだけ空気が行くようにする結果出る音です。

＊　ただ、/m/ と1つだけ違います。舌の先端を持ちあげて、上あごの前の方、具体的には、上の前歯の手前あたりにくっ付けておくことです。

【この音を使う単語・フレーズの例】

new ［njuː］

sand ［sænd］

never ending ［nevər endɪŋ］　終わりのない

/ŋ/ （例えば long）

song, sing, long 等で使う独特の「ング」に近い音です。また、舌を前後に動かさず、舌の根だけを持ち上げて（空気が口内でなく、鼻へと行くように）音を調整する点、/k/ /g/ に通ずるものがあります。

【音の出し方】

✱ 音を出すのに鼻からだけ空気を出す点で /m/ や /n/ に似ていますが、/ŋ/ は、舌の位置だけが違います。/ŋ/ のときは、舌先を上の前歯の裏に付けておいてから、舌の根だけを持ち上げます（こうすると、普段は閉まっている、鼻と口の通路が開き、肺から上がってきた空気が鼻の方にだけ流れるようになります）。その上で、/m/ と /n/ のときのように、喉を開き、奥から声を出します。

✱ /n/ と比べると、/n/ のときは、舌先を上あごに付けるのに対して、/ŋ/ のときは、音を喉の奥から出すので、舌先は、自然に下がった状態になります。実際、この音の出し方をコマ送りで説明した画像を見ると、舌の根を持ち上げています（ただ、舌を意識しすぎると、舌を引きすぎてしまいますので指で舌を押さえながら、singer 等、この音を正しく出せるか実験してみることをお勧めします）。

【この音を使う単語・フレーズの例】

English ['ɪŋglɪʃ]
singer ['sɪŋə]
put in long hours [pʊt ɪn lɒŋ 'aʊəz] 長時間働く

/h/ （例えば hair）

アルファベットで普通に書けば **"ha"** になります。軽くため息をつく感じの音です。

【音の出し方】

✱ 口を閉じ気味にした上で、舌と上あごの間に少々すき間を作ってから、軽くこすれた感じの音が出るように息を吐きます。その際、舌を

めいっぱい引いて、空気の通り道（気道）から口へと入ってくる部分が狭くなるようにすることがポイントです（こすれた感じの音を出すには、普通は、舌と上あごの空間を狭くしますが、/h/ のときは、口内の最後部の空間を狭くするのが特色とも言えます）。なお、喉を開き、奥から声を出すタイプの音ではありません。

【この音を使う単語・フレーズの例】

hair ［heə］
perhaps ［pəˈhæps］
hand in hand ［hænd ɪn hænd］　手に手を取って

/l/ （例えば cold ）

この音のときは舌先を上あごに付けるけれど、次の /r/ のときは、舌先を付けず、すき間を作っておくことを覚えておきましょう。

【音の出し方】

✱　軽く口を開いてから、舌の先を上あご（上の前歯の手前）に付けます。すると、舌の根が自然に下がります。その際、喉を開き、奥から声を出しますが、息の流れとしては、舌の両側を通して外に出すことになります。/l/ のときは舌先が上あごに付いているけれど、/r/ のときは離れている（舌が通常の位置に戻っている）ことを意識しながら、**problem, really** といった両方の音が入っている単語で繰り返し練習すると切り替えがうまくなるものです。

✱　この音がうまく出せない原因の多くは、舌先だけでなく、舌全体を上あごに付けてしまい、/r/ のような音を出してしまうことです。もうひとつの原因は、発声中に唇を動かしてしまうことです。人差し指を唇に当てておけば、動いているか否かを確かめられます。

【この音を使う単語・フレーズの例】

long ［lɒŋ］
cold ［kəʊld］
little by little ［ˈlɪtl baɪ ˈlɪtl］　少しずつ

> **メモ** 普通は単語の中に l の字があれば発音されますが、中には、「子牛」の calf や「半分」の half のように無音の l もあります。

/r/ （例えば road ）

/l/ のときは舌先を上あごに付けるけれど、この音のときは、舌先を付けず、すき間を作っておくことが一番大事です。舌そのものは発声時に下あごを下げるのに、伴い、いっしょに下がるだけです。

【音の出し方】

✳ 口を軽く開け、口角もやや引き気味にします。そして、舌先を上あごの方に向けて立てます。/l/ のときと似ていますが、最大の違いは、上あごにくっつけず、すき間を残しておくことです。つまり、/r/ のときは、最終的には舌先は口内のどこにも付けていないのがポイントです。さらに喉を開き、奥から声を出します。すき間を通して息を外に出すからこそ、/l/ のときと違った、一種の「うなり声」になるのだと言えます。

✳ 正しく音が出せるようになると、舌の両側が上の奥歯に触れているのが感じられるはずです。

✳ /l/ のときは舌先を上あごに付けたままだけれど、/r/ のときは離してあり、すき間があることを意識しながら、**really, relax** といった両方の音が入っている単語で繰り返し練習すると切り替えがうまくなるものです。

【この音を使う単語・フレーズの例】

road [rəʊd]
threat [θret]
criminal record ['krɪmɪnl 'rekɔːd]　犯罪歴、前科

/w/ （例えば wind ）

アルファベットで表現すれば、口をややすぼめながら言う "wo" という音です。

> **メモ** 子音は普通、息の流れを何らかの形で一旦せき止めるのが特徴ですが、この /w/ は、/j/ と同様、せき止めたりすることなく、そのまま外に出すので、一種の母音です。

【音の出し方】

* まず口を軽く開け、すぼめておきます。

* 舌は、舌先を前歯の裏に軽く触れる位置においてから、舌の奥を引きます。その際、喉を開き、奥から声を出すようにします。なお、息が舌の上を流れて外に出て行く感じである点、次項の /j/ と共通しています。

* /v/ との違いに注意してください。/v/ のときは、下唇を上の前歯の下部にくっ付けたまま発声しますが、/w/ では前歯は使いません。口の開き加減の問題です。

【この音を使う単語・フレーズの例】

walk ［wɔːk］
someone ［ˈsʌmwʌn］
one by one ［wʌn baɪ wʌn］ 　一人・一つずつ

/j/ （例えば yes ）

記号だけ見るとアルファベットの "j" と同じですが、音としては、常に母音が続き、アルファベットで書けば "yu" になるような音です。

> **メモ** 子音は普通、息の流れを何らかの形で一旦せき止めるのが特徴ですが、この /j/ は、上の /w/ と同様、せき止めたりすることなく、そのまま外に出すので、一種の母音です。

【音の出し方】

* まずは軽く口を開けます。次に、舌の先が下の前歯に付く格好にしてから、舌の（真ん中を意識しながら）全体を持ち上げ、上あごの間にすき間を作ります。この態勢がととのったところで、息がそのすき間を通るように吐き出します。その際、喉を開き、奥から声を出すようにします。感覚的には息が舌の上を流れて外に出て行くイメージで

202

す。

* 舌は、まず、**feel** と言うときの /ɪ/ の音を出す時の持ち上げた格好にしてから、すぐさま、**absent** での /ə/ のような中立的な音を出すときの位置にまで下げます。

【この音を使う単語・フレーズの例】

use ［juːz］　動詞。名詞の use は［juːs］

during ［ˈdjʊərɪŋ］

European Union ［jʊərəˈpiən ˈjuːnjən］　欧州連合

参考文献

Cameron, Susan (2018). *Perfecting Your English Pronunciation*, 2nd ed., McGraw-Hil (Kindle Edition)

Jimmy, Kenneth (2019). *Become a Master of English IPA* (Kindle Edition)

Marian, Jakub (2013). *Improve your English pronunciation and learn over 500 commonly mispronounced words* (Kindle Edition)

Smith, Olga and Linda Jones (2014). *Get Rid of your Accent for Business*, Olga Smith BATCS Ltd (Kindle Edition)

Smith, Olga and Linda Jones (2018). *Get Rid of Your Accent*, Olga Smith BATCS Ltd (Kindle Edition)

Wentlent, Anna (2014). *Alfred's IPA Made Easy: A Guidebook for the International Phonetic Alphabet*, Alfred Music (Kindle Edition)

川原繁人（2015）『音とことばの不思議な世界』岩波書店

発音記号ガイド

Note

BIS モニター	BIS monitor
BMI	body mass index (BMI)
CT スキャン装置	CT scanner
MMR ワクチン	MMR vaccine
MRI スキャナー	MRI scanner
X 線	X-ray

あ行

アイスパック	ice pack
相手の立場に立って物事を考えること	empathy
仰向けに寝る	lie back
悪性の	malignant
脚	leg
足	foot
足首	ankle
汗をかいている／汗が止まらない	sweaty
頭	head
圧測定法	manometry
アディソン病	Addison's disease
アデノイド	adenoids
アドレナリン	epinephrine
アナフィラキシー（アレルギー反応）	anaphylaxis
アプガールスコア	Apgar score
アルツハイマー病	alzheimer
アレルギー	allergies
…アレルギーがある	allergic to ...
アレルギー性鼻炎	allergic rhinitis
胃	stomach
医学	medicine
医学用語の略語	medical abbreviations
息	breath
息切れ	breathlessness
医師	doctor
意識	consciousness
意識混濁	delirium
意識消失	loss of consciousness
意識不鮮明	confusion
意識レベル	level of consciousness
医師控室	physician's area
移乗シート	slide sheet
移植チーム	transplant team
胃食道逆流症	reflux
胃切除	gastrectomy
痛い（ひりひりするような）	sore
痛み	ache
痛み	pain
痛みがある	painful
痛みが続いている	aching
痛み止め	painkiller
痛む	hurt
1 食分	portion
1 日	day
1 日 2 回	bd
1 日 2 回	twice a day (b.i.d)
1 日 3 回	tds

1 日 3 回	three times a day (t.d.i.)
一般開業医	general practitioner (GP)
一般用医薬品	over-the-counter drugs (OTC)
遺伝	heredity
遺伝性の	genetic
遺伝病	hereditary disease
（介助による）移動	transferring
移動能力	transfer ability
胃の痛み	gastralgia
医薬品	medicine
医薬品、薬剤	medication
医療	care
医療器具	medical equipment
医療サービス提供者	health care provider
医療専門職	medical professional
医療相談室	medical social services
医療補助員	paramedic
イレウス管	ileus tube
入れ歯	dentures
陰影	shadows
飲酒	alcohol consumption
インターン（実習医）	intern
咽頭	throat
咽頭鏡を使っての	pharyngoscopic
院内薬局	pharmacy
陰部（おしも）	private parts
インフルエンザ	flu
ウエスト	waist
ウエストの下に張り出した部分と股関節	hip
受付カウンター	reception desk
受付係	receptionist
打ち身	bruises
うつ病	depression
うつ伏せの状態	prone
腕	arm
膿	puss
うんち	poo(h)
運動	exercise
栄養	nutrition
栄養／栄養のあるもの	nutrition
栄養失調	malnutrition
栄養指導室	nutrition services
栄養摂取量	calorie intake
栄養素、栄養物	nutrients
液体	fluid
疫病の集団発生	breakout
疫病の突発的大流行	pandemic
壊疽	gangrene
エピネフリン	epinephrine
エプロン	apron
塩化物	chloride
炎症	infection
炎症	inflammation
塩分制限	salt restriction
円を描くような動き	circular motion
横隔膜	diaphragm
オーバーテーブル	over bed table

大部屋内の個々のベッド	cubicle
おしっこ	wee
押す	push
おたふく風邪	mumps
おむつ	diaper
親指	thumb
折れている骨	broken bone
温湿布	heat patch

か行

ガーゼ	cotton ball
ガーゼ	gauze
会議室	conference room
会議室	meeting room
開胸器	rib spreader
壊血病	scurvy
介護	care
介護士	healthcare assistant
介護用入浴椅子	shower chair
介助	assisting
外傷	injury
外傷患者	trauma patient
(理学療法での) 回旋	rotation
(病状の) 改善	improvement
階段	stairs
外転	abduction
回転性の目眩	vertigo
回復／回復室	recovery
回復室	recovery room
外来患者診察室	outpatient lab
外来患者用薬局	outpatient pharmacy
外来診療部	outpatient clinic
外来窓口	outpatient reception
外来窓口	Outpatients
カイロ	heat patch
カイロプラクティック	chiropractic therapy
カウンセラー	therapist
顔／顔面	face
過角化症	hyperkeratosis
化学療法	chemotherapy
かかと	heel
かかりつけの医師	general practitioner (GP)
(インフルエンザ等) …にかかりやすい	
	susceptible to something
かき傷	scratch
隔離	isolation
仮死	asphyxia
風邪	cold
画像診断	diagnostic imaging
肩	shoulder
硬い固形物	hard lumps
過体重	overweight
肩の骨折	broken shoulder
脚気	beriberi
カテーテル	catheter
可動性	mobility
カニューレ	cannula
可能性を否定	rule out
カプセル	capsule
カプセル	pill
花粉	pollen

花粉症	pollen allergies
花粉症／花粉アレルギー	hay fever
髪	hair
(食料を) 嚙む	chew
かゆい	itchy
身体可動性	physical mobility
体幹白癬	tinea corporis
カリウム	potassium
カロリー摂取量	calorie intake
カルテ	medical record
がん	cancer
肝炎	hepatitis
眼科	ophthalmology
眼科医	ophthalmologist
観血式血圧	invasive blood pressure (IBP)
眼瞼皮下出血	black eye
看護アセスメント	nursing assessment form
肝硬変	cirrhosis
看護業務	nursing duties
看護記録	nursing documentation
看護記録	observation chart
看護師	nurse
看護師休憩室	nurses' lounge
看護診断	nursing diagnosis
肝細胞がん	hepatoma
鉗子	forceps
患者	patient
患者会	support group
患者識別バンド	identity bracelet
患者との関係	relationship to patient
患者の病状の先行きのこと	prognosis
患者用トイレ	patient's toilet
感触	feeling
関節	joint
関節炎	arthritis
関節可動域	range of motion (ROM)
関節痛	arthralgia
関節リウマチ	rheumatoid arthritis
乾癬	psoriasis
汗腺	sweat gland
感染症	infection
感染性の／他に伝染する	contagious
感染対策	infection control
感染力がある／感染性の	infectious
肝臓	liver
(創傷などが) 完治する	heal completely
冠動脈	coronary artery
陥入爪	in-grown toe nails
緩和ケア	palliative care
(痛みなどが) 緩和される	relieve
気管	windpipe
気管吸引	suction
気管支炎	bronchitis
気管支壁	bronchial lining
奇形	malformation
既婚・未婚の別	marital status
義肢 (義手／義足)	artificial limb
傷	wound
キズ口	stitches
寄生虫	parasite
貴重品	valuables
喫煙の有無	smoking intake
ぎっくり腰	lumbago

気道	airway
ギブス	plaster
既滅菌材料の保管場所	clean supply room
吸引チューブの差込口	suction outlet
救急医	ER doctor
救急医療	emergency medicine
救急医療案件	emergency
救急カート	crash cart
救急外来	emergency department
救急外来	emergency room
救急車	ambulance
救急処置	emergency treatment
救急センター	emergency department
救急センター	emergency room
救急専門医	ER doctor
救急隊員	paramedic
救急治療を要する事態	medical emergency
給食時	mealtimes
吸入器	inhaler
救命救急	emergency
共感	empathy
狂牛病	mad cow disease
狭心症	angina
局所性神経障害	focal neuropathy
局所麻酔薬	local anesthetic
去痰剤	expectorant
切り傷	cut
気を失う	faint
近位筋優位ニューロパチー	proximal neuropathy
筋けいれん	cramping
筋腫	myoma
（緊急時の連絡先）近親者	next of kin
筋肉	muscle
筋肉痛	myalgia
筋肉内注射	intramuscular injection
勤務時間帯	shift
（看護師の）勤務表	nursing schedule
クーパー	cooper scissors
（病気による）苦痛／苦しみ	suffering
（理学療法での）屈曲	flection
クッシング病	Cushing's disease
首	neck
くも膜下出血	subarachnoid hemorrhage
車椅子	wheelchair
くる病	rickets
ケア	care
経過一覧表	flow sheet
経口投与	by mouth (p.o)
経口投与の略語	po
形成異常	malformation
形成外科	plastic surgery
頚椎カラー	brace
経皮的冠動脈インターベンション	
	percutaneous coronary intervention
経皮的動脈酸素飽和度	oxygen saturation (O2 Sats)
頚部	cervix
けいれん	convulsion
けいれん	cramp
けいれん	seizure
ケープ	cape
怪我	injury
外科医	surgeon
下血	melena

下剤	laxative
血圧	blood pressure
血圧の値	BP reading
血液	blood
血液学	hematology
血液検査	blood test
血液検査／血液検査の結果	blood work
血液を含んだ便通	hematochezia
結核	tuberculosis
血管	blood vessel
血管造影	angiogram
血球	blood cell
月経	period
血小板	platelet
血小板増加症	thrombocytosis
血糖測定記録	blood glucose chart
血糖値 (BS)	blood sugar
血糖値測定器	glucometer
結膜炎	conjunctivitis
血流	blood flow
解熱剤	antipyretic
下痢	diarrea
下痢	runs
下痢便、水便	solid waste in a liquid form
牽引療法	traction therapy
肩甲骨の骨折	broken shoulder
検査	test
研修医	resident
検体	sample
検体容器	specimen tube
見当識障害	disorientation
抗炎症（薬）	anti-inflammatory (drug)
抗がん剤	anticancer drug
抗凝固剤	anticoagulant
口腔ケア	oral care
口腔外科	oral surgery
高血圧症、高血圧	hypertension
高コレステロール血症	hypercholesterolemia
（地域の）公衆衛生看護師	public health nurse
甲状腺	thyroids
甲状腺亢進症	hyperthyroidism
甲状腺腫（甲状腺のしこり）	goiter
抗真菌外用剤	antifungal cream
口唇裂	cleft palate
口唇裂	harelip
抗生剤	antibiotic
抗生剤軟膏	antiseptic ointment
抗体	antibody
高体温症	hyperthermia
交代制勤務	shift
更年期障害	climacteric disorder
紅斑	erythema
肛門	anus
肛門科	proctology
絞扼性神経障害	entrapment syndromes
コードブルー	code blue
呼吸	breath
呼吸	breathing
呼吸	respiration
呼吸が止まっている	stopped breathing
呼吸器	ventilator
呼吸器系	respiratory system
呼吸器疾患	respiratory disease

呼吸困難	breathlessness
呼吸困難	dyspnea
呼吸数	respiration rate
呼吸不全	problems with breathing
固形排泄物	solid waste
心血管系	cardiovascular system
心ブロック	cardiac block
腰	lower back
個人情報	personal details
個人の持ち物	personal items
骨格	bone structure
骨髄	bone marrow
骨折	broken bone
骨折	fracture
コットンボール	cotton ball
粉薬	powdered medicine
こぶし	fist
鼓膜穿孔	tympanic membrane perforation
ゴミ箱	bin
昏睡	coma
コンピューター断層撮影装置	CT scanner
混乱	confusion

さ行

サージカルテープ	surgical tape
（病状の）最悪の状況	worst case
細気管支	bronchiole
細菌性赤痢	shigellosis
採血	blood draw
臍帯	umbilical cord
（ベッドの横に置く）サイドテーブル	bedside stand
採尿器、男性用集尿器	urinal bottle
採尿バッグ	urine bag
材料部	clean supply room
作業療法	occupational therapy
作業療法士	occupational therapist
錯乱	confusion
鎖骨	clavicle
坐剤／坐薬	suppository
刺し傷	punctured wound
擦過傷（すり傷）	laceration
鋭器	sharps
サプリ	supplements
サポートグループ	support group
サルチル酸塩	salicylates
産科	maternity department
産科病棟	maternity unit
三尖弁	tricuspid valve
酸素	oxygen
酸素差し込みプラグ	oxygen outlet
酸素飽和度／酸素が行き渡っている度合い	oxygen levels
産婦人科	OB/GYN
シーツ	sheet
歯科	dentistry
自閉症	autism
紫外線	ultraviolet rays
時間	hour
敷布	sheet
子宮	uterus
子宮壁	uterine wall

子宮収縮	contraction
耳鏡・オトスコープを使っての	otoscopic
止血帯	tourniquet
止血鉗子	clamp
止血鉗子	hemostat
止血鉗子	hemostatic forceps
試験紙	test strip
試験紙を用いて検査すること	testing strip
事故	accident
歯垢	plaque
自殺願望	suicidal feelings
四肢	limb
脂質状態	lipid profile
自助グループ	support group
持針器	needle holder
耳石	otolith
疾患	disease
疾患	disorder
失禁	incontinence
失禁しやすい	incontinent
湿疹	eczema
失神、失神発作	syncope
室内用トイレ	commode
湿布	poultice
疾病	disease
指導医	attending
自動体外除細動装置	AED (automated external defibrillator)
自販機	vending machine
市販薬	over-the-counter drugs (OTC)
市販薬	over-the-counter medicine
市販薬	over-the-counter remedies
耳鼻咽喉科	ENT (=Ears, Nose, Throat)
持病	underlying chronic conditions
私物	personal items
ジフテリア	diphtheria
シフト	shift
脂肪	fats
締める	tighten
シャワーチェア	shower chair
シャンプー台	shampoo stand
周囲	edges
重症急性呼吸器症候群	SARS
重症度	severity
就寝時の略語	hs
重体	serious condition
重炭酸塩	bicarbonate
集中治療室	intensive care
終末期医療	terminal care
手根管症候群	carpal tunnel syndrome
手術	operation
手術（特に外科手術）	surgery
手術に備えて腕から手までを徹底的に消毒すること	scrub in
主訴	chief complaint
腫脹	swelling
腫脹が見られる	swollen
出血	hemorrhage
出血している	bleeding
出血する	bleed
出血熱	hemorrhagic fever
術後の回復	postoperative recovery
術後の回復が進む	recover from surgery

出産	labor	助産師	midwife
出産する	give birth	処置	procedure
出産予定日	due date	処置室	treatment room
出身国	country of origin	食器トレイ	tray table
術前	preoperation	処方する	prescribe
術前検査	preoperative examination	処方箋	prescription
術前処置	preoperative procedures	尻	buttocks
出退勤簿	time sheet	自律神経失調症	autonomic neuropathy
手動加圧式血圧計	sphygmomanometer	自立度	independence
主任医師	consultant	自立度評価法	independence measure
腫瘍	tumor	視力障害がある	visually impaired
腫瘍学	oncology	シロップ（特に咳止めシロップ）	cough syrup
循環器科	cardiology	シロップ剤	syrup
循環系	cardiovascular system	腎炎	nephritis
障害	disorder	新型コロナウィルス	COVID-19
障害受容	acceptance of disability	心窩部痛	epigastralgia
消化管	gastrointestinal tract	心筋梗塞	myocardial infarction
消化器科	gastroenterology	真菌症	fungal infection
消化する	digest	神経	nerve
消化性潰瘍	peptic ulcer	神経学、神経内科学	neurology
消化不良	indigestion	心血管疾患	cardiovascular disease
猩紅熱	scarlet fever	人工肛門／人工膀胱	stoma
猩紅熱	scarlatina	人工呼吸	artificial respiration
錠剤	tablets	診察	physical examination
症状	symptom	診察室	consulting room
床上安静	bed rest	心室	ventricle(s)
症状がない	asymptomatic	浸出液	effusion
消灯	lights out	新人	starter
消灯時刻	lights out time	新生児用の集中治療室	NICU
消毒液	cleansing solution	心臓	heart
消毒液	disinfectant	腎臓	kidney(s)
消毒する	disinfect	心臓切開術	cardiotomy
消毒薬入りのガーゼ等	antiseptic wipe	腎臓内科／腎臓学	nephrology
消毒綿	cotton swab	心臓病学	cardiology
小児科	pediatric	腎臓病患者の看護	renal care
小児科学	pediatrics	腎臓病専門医	nephrologist
小児疾患	childhood disease	心臓弁膜症	leaky heart valve
静脈	vein	…と診断される	diagnosed with
静脈内の	intravenous	陣痛	labor pains
静脈瘤	varicose vein	陣痛促進剤	inducer
生薬	herbal medicines	心停止	cardiac arrest
初期認知症	early dementia	（理学療法での）伸展	extension
食塩液	saline solution	心電計	electrocardiogram
食事	meals	心電計／心電図検査装置	ECG machine
食事（特に病院食、治療食）	diet	心肺蘇生法	CPR
食事記録	food journal	心肺蘇生法	resuscitation
食事制限	dietary restrictions	心肺停止	cardiopulmonary arrest
食事時	mealtimes	心不全	cardiac failure
食事療法	nutritional therapy	腎不全	renal failure
食前を意味する略語	p.c.	心房	atrium
食前を意味する略語	a.c.	心房（の複数形）	atria
褥瘡	pressure sore	蕁麻疹	urticaria
褥瘡	pressure ulcer	心マッサージ	cardiac massage
食堂	canteen	（院内の各）診療科	department
食道	esophagus	診療科目	medicine
食道内phの閾値	acidity threshold	診療科目別の看護部門	ward
食道内圧	esophageal pressure	診療情報	medical notes
職名／職種	job title	心療内科医	psychosomatic physician
食物アレルギー	food allergy	診療録	medical record
食物繊維	dietary fiber	すい臓	pancreas
食物繊維	fiber	水中運動療法	underwater exercise
食欲	appetite	水痘	chickenpox
食欲不振	loss of appetite	水痘	varicella

随伴症状	accompanying symptoms
水便	runs
水分補給をする	rehydrate
睡眠剤	sleeping pill
睡眠時無呼吸症	sleeep apnea
筋膜炎	fasciitis
ステッチカッター	stitch cutter
ステロイド	steroid
ストレス	stress
ストレッチャー	stretcher
ストレッチャー	trolley
ストロー	straw
スポーツ外傷／スポーツ損傷	sports injuries
スライディングシート	slide sheet
スライドボード	banana board
擦り傷	abrasion
生活習慣	lifestyle habit
整形外科	orthopaedics
整形外科医	orthopaedic surgeon
生検（生体組織検査法）	biopsy
清拭	bed bath
精神科	psychiatry
清掃作業員	cleaner
成長	growth
生年月日	date of birth
性別	gender
喘鳴	wheezing
喘鳴音	wheezing sound
生命倫理	bioethics
製薬会社	medical firm
生理	period
咳	cough
脊柱、脊椎	spine
脊椎徒手療法	chiropractic therapy
絶飲食	NPO
舌下錠	sublingual tablet
赤血球	RBC
赤血球沈降速度	sed rate
鑷子	tweezers
摂食	feeding
摂食	food intake
摂食障害	eating disorder
説明に基づく同意（IC）	informed consent
背中	back
セラピスト	therapist
セルフケア不足	self-care deficit
背を起こして座る	sit upright
仙骨	sacrum
穿刺	puncture
腺腫（良性腫瘍）	adenoma
洗浄室	soiled utility room
全身性エリテマトーデス	
	systemic lupus erythematosus
喘息	asthma
喘息を持っている	asthmatic
疝痛	colic
腺熱	glandular fever
前部	posterior
洗面器	washbowl
せん妄	delirium
泉門	fontanel
（研修中の）専門医	registrar
専門臨床医	fellow

挿管	tube insertion
（気管）挿管されている	intubated
臓器	organ
送気球	bulb
総合案内	general information
創傷	wound
創部	incision
相補代替医療	
	Complementary and Alternative Medicine (CAM)
速度	rate
鼠径部	groin
蘇生術	resuscitation
措置入院	seventy-two-hour mental health hold
卒倒する	collapse
袖	sleeve
ゾンデ	probe

た行

タール便	melena
ダイアフラム	diaphragm
体位変換	positioning
退院計画	discharge planning
退院支援計画書	discharge plan
退院する	discharge
体液	body fluid
体液	fluid
体温	body temperature
体温	temperature
体温計	thermometer
体温表	temperature chart
体格指数	body mass index (BMI)
対光反射	light reflex
胎児	fetus
体重	weight
体重が…である	weigh
体重計	scales
帯状疱疹	herpes zoster
帯状疱疹	shingles
帯状疱疹後神経痛	post-herpetic neuralgia
大静脈	vena cava
大腿部膝屈筋	hamstring
大腸／結腸内視鏡を使っての	colonoscopic
大動脈	aorta
胎盤	placenta
大便	feces
大便	solid waste
ダウン症候群	Down syndrome
タオル（特に浴用のもの）	washcloth
正しい	right
脱臼	dislocations
脱臼した関節	dislocated joints
脱臼する	dislocate
脱水症状	dehydration
脱水状態にある	dehydrated
打撲傷	bruises
打撲傷を負っている	bruised
だるさ	drowsiness
誰かに対して手術を行う	operate on somebody
痰	sputum
担架	stretcher
担架	trolley

炭水化物	carbohydrates
担当医	consultant
タンパク質	protein
蛋白尿	proteinuria
血	blood
地域看護師	practice nurse
力を抜く	relax
チクチクする	tingling
チクチクする感じ	tingling sensation
膣	vagina
致命的な	fatal
着席する	sit down
注意欠陥障害	
	ADHD (attention deficit hyperactive disorder)
注射	injection
注射器	syringe
注射針	needle
虫垂	appendix
虫垂炎	appendicitis
中性脂肪	triglycerides
中東呼吸器症候群	MERS
注入器	syringe
腸、腸管	intestine
超音波検査	echocardiogram
腸管感染症	intestinal infection
腸疾患	enteric disease
聴診器	stethoscope
調整食	balanced diet
腸チフス	typhoid fever
直腸	rectum
直腸診	rectal examination
直腸病学	proctology
治療／治療法	treatment
治療可能	treatable
治療法	cure
鎮静剤	sedative
鎮痛剤	painkiller
椎間板変性症	degenerative disc disease
通常の範囲内	WNL
杖	walking stick
使い捨ての手袋	disposable gloves
つま先	toe
つわり	morning sickness
帝王切開	C-section (Caesarian section)
低血糖発作	hypoglycemic attack
低体温症	hypothermia
低体重	underweight
剃毛	pubic hair shaving
笛声音	wheezes
摘便	feces removal
手首	wrist
手首の骨折	broken wrist
手順	procedure
(立ち座りの際につかまる) 手すり	grab bar
手の平	palm
転移	metastasis
電解質	electrolyte
てんかん	epilepsy
点眼液	drops
電気メス	electrosurgical knife
電子血圧計	digital blood pressure monitor
伝染性紅斑 (りんご病)	fifth disease
伝染性単核症	glandular fever

点滴	intravenous drip (IV drip)
点滴／点滴器具	drips
点滴液	IV fluid
点滴台／点滴スタンド	IV pole
点滴バッグ	IV bag
転倒	fall
天然痘	small pox
点鼻薬	nasal spray
臀部	buttocks
トイレ	bathroom
トイレ	toilet
胴囲	central adiposity
瞳孔反応	pupillary reaction
同室者	roommate
透析	dialysis
透析センター	dialysis center
胴体	torso
糖尿病	diabetes
糖尿病患者の	diabetic
糖尿病性潰瘍	diabetic ulcer
糖尿病性神経障害	diabetic neuropathy
頭部	head
胴回り	waist
動脈	artery
動脈硬化巣 (動脈壁の肥厚)	plaque
動脈瘤	aneurysm
投薬管理表	drug chart
投薬量	dosage
投与する	administer
吐血	hematemesis
吐瀉	vomiting
徒手整復	manipulations
トローチ	lozenge

な行

ナースコール	buzzer
ナースコール	call light
ナースステーション	nurses' station
内科	general internal medicine
内視鏡検査	endoscopy
内耳の蝸牛殻	cochlea
内転	adduction
内分泌科	endocrinology
治っている	healed
ナトリウム	sodium
軟膏	ointment
難聴	hearing problems
握る	tighten
二酸化炭素	carbon dioxide
偽性血小板減少症	
	pseudothrombocytopenia
日常業務	routine procedures
(人の手を借りなくてもこなせる) 日常生活動作	
	activities of daily living (ADL)
入院 (手続)	admission
入院受付	admission office
入院受付 (部門)	Admissions
入院患者	in-patient
入院患者 (相談) 窓口	Inpatients
入院する	(be) admitted to the hospital
入院申込書／誓約書	admissions form

入院理由	reason for admission	白内障	cataract
入院連絡票	admission card	麻疹	measles
乳歯が生えてくること	teething	橋本病	Hashimoto's disease
乳糖	lactose	破傷風	tetanus
乳糖不耐症（乳製品アレルギー）	lactose intolerance	バスリフト	bath lift
乳糖分解酵素	lactase	バセドー病	Basedow's disease
尿	urine	バセドー病の別名	Grave's disease
尿	water	発汗	sweating
尿意コントロール	waterworks	白血球減少症	leucopenia
尿検査	urine analysis	白血球増多症	leucocytosis
尿バッグ	urine bag	白血病	leukemia
妊娠している	pregnant	発疹	skin rash
ぬるま湯	lukewarm water	発達遅延、発達障害	delayed development
寝たきりの	bedridden	発熱	fever
熱	fever	鼻	nose
ネックロック	brace	鼻内噴霧器	spray
熱中症	heat illness	鼻噴霧	nasal spray
熱っぽい／熱のある感じがする	feverish	腹	abdomen
眠気	drowsiness	腹	stomach
粘液	mucus	バランスの取れた食事	balanced diet
捻挫	sprain	バリウム食（嚥下造影検査食）	barium meal
脳	brain	針の先で刺す	prick
脳血管バイパス手術	cerebral bypass surgery	針のチクッとという感触	pin prick
脳梗塞	cerebral infarction	パルスオキシメーター	pulse oximeter
脳死	brain death	腫れ	swelling
脳出血	cerebral hemorrhage	腫れている	swollen
脳卒中	stroke	（院内での患者の移動を受け持つ）搬送係	porter
膿盆	kidney dish		
のどの痛み	sore throat	搬送用ストレッチャー	gurney
のど笛	windpipe	ハンチントン病	Huntington's disease
飲み込む、嚥下する	swallow	ハンドブロック	hand blocks
ノンスリップ皿	non-slip plate	反応	response
ノンスリップマット	non-slip mat	引き出し	drawer
		引継ぎミーティング	handover meeting

は行

歯（単数）	tooth	鼻腔	nasal cavity
歯（複数）	teeth	膝	knee
肺	lung(s)	肘	elbow
排液法	drainage	鼻尖	nasal apex
肺活量分画	lung capacity	ひたい	forehead
肺機能検査	spirometer test	必要に応じて	as required
廃棄物処理室	waste room	ひと口分の食事	mouthful
肺静脈	pulmonary vein	人手を借りずに食事する	feed oneself
排泄	elimination	泌尿器科／泌尿器科学	urology
バイタル	vital signs	非粘着性ドレッシング	
売店	gift shop		non-adhesive dressing (NAD)
肺動脈	pulmonary artery	皮膚	skin
排尿	urination	皮膚炎	dermatitis
排尿する	pass water	皮膚科	dermatology
排尿する	urinate	皮膚疾患	skin diseases
ハイファーラー位	high Fowler's	皮膚真菌症	ringworm
排便	bowel movement	皮膚接合用テープ	butterfly stitches
排便・排尿時に痛みが伴う	painful to pass	肥満	obese
排便する	defecate	百日咳	pertussis
排便する	open bowels	冷湿布	ice pack
吐き気	nausea	病院	hospital
吐き気がする	nauseous	病気	disease
吐く	throw up	標準体重	ideal body weight (IBW)
歯茎	gums	標準予防策	standard precaution
吐くこと	vomiting	病棟	ward
白癬	ringworm	病理学／病理学部	pathology
		便	stool
		貧血気味である	anemic
		頻脈	tachycardia

212

不安	anxiety
不安定だ	up and down
風疹	rubella
フェイスパック	face pack
腹臥位	prone
腹腔鏡を使った	laparoscopic
複合炭水化物	complex carbohydrates
副作用	side effect
副作用	adverse reaction
腹痛	abdominal pain
副鼻腔炎	sinusitis
腹部	abdominal
腹部	stomach
腹部痛（広い範囲の腹部の痛み）	
	abdominal pain
腹部膨満感がある	feel bloated
服用量	dose
服用履歴	personal medication record
不整脈	armythmia
不足	deficiency
ブドウ糖	glucose
不眠症	insomnia
プラーク	plaque
プライバシー	privacy
プラスチックエプロン	plastic apron
ふらつく	dizzy
ふるえ	tremors
分娩	delivery
分娩	labor
分娩室	delivery room
（理学療法での）回し運動	circumduction
噴霧器	spray
平均ヘモグロビン量	MCH
ペインスケール	on a scale of naught to ten
ベッド柵	side rail
部屋	room
ペラグラ	pellagra
ヘルニア	hernia
変化する	vary
変化量	rate
便器	bed pan
変形性関節症	osteoarthritis
片頭痛	migraine
便通	bowel movement
便通がある	open bowels
扁桃（腺）	tonsils
扁桃炎	tonsillitis
扁桃摘出	tonsillectomy
便秘	constipation
便秘している	constipated
縫合	suture
膀胱	bladder
縫合カッター	stitch cutter
縫合糸	stitches
縫合糸／縫合部	sutures
縫合部	stitches
防護服	protective gear /equipment
房室ブロック	cardiac block
放射線医学	radiology
放射線科	Radiology Department
放射線治療／放射線療法	radiation therapy
包帯	bandage
包帯	dressing

訪問看護サービス	visiting nursing services
訪問看護師	home care nurse
補液する	rehydrate
ポータブルトイレ	commode
ほお骨	cheekbones
歩行、歩行運動	ambulation
歩行器	walker
歩行補助器	walking frame
補高便座	raised toilet seat
保護メガネ	eye protection
ホスピス	hospice
ホスピス	hospice facility
補聴器	hearing aid
ボディーアラインメント	body alignment
ボディーメカニックス	body mechanics
母乳育児	breast feeding
骨	bone
骨関節症	osteoarthritis
ポリオ	polio
ホルター心電計	Holter monitor

ま行

枕	pillow
マジックハンド	grabber
麻酔	anesthesia
麻酔医	anesthetist
麻酔学	anesthesiology
麻酔報告書	anesthesiologist's report
麻酔薬	anesthetic
マスク	mask
斑	patch
待合室	waiting room
間違いがない	right
待ち時間	wait
末梢神経障害	peripheral neuropathy
まっすぐ伸ばす	straighten
松葉杖	crutches
麻痺状態にある／麻痺している	paralyzed
回す	rotate
マンシェット	cuff
慢性疾患	chronic disease
ミオクローヌス	myoclonus
ミオパチー	myopathy
水差し	jug
水差し	pitcher
身だしなみ	grooming
三日はしか	rubella
ミネラル	minerals
見舞い客	visitor
見舞客専用トイレ	visitors' toilet
耳	ear
耳が悪い	hearing problems
耳鳴り	tinnitus
耳の炎症	otitis
脈拍	pulse
無自覚性低血糖	hypoglycemia unawareness
胸	chest
胸焼け	heartburn
無反応な	unresponsive
目	eye
眼鏡技術士	optician

目がまわる	dizzy
メス	scalpel
滅菌手袋	sterile gloves
滅菌トレー	sterile tray
滅菌廃棄袋	sterile waste bag
滅菌容器、滅菌カップ	sterile cup
めまい	dizziness
目眩	vertigo
メラニン産生	melanogenesis
メリット	benefits
免疫システム	immune system
面会時間	visiting hours
綿棒	cotton swab
毛細血管	capillary
毛髪	hair
毛包炎	foliculitis
持ち上げ機器	hoist
持ち上げる	lift
モンキーポール	monkey pole

や行

有害	harmful
有害反応	adverse reaction
輸血	blood transfusion
輸血	transfusion
湯たんぽ	hot-water bottle
指	finger
痒疹	prurigo
羊水	amniotic fluid
腰痛	lower back pain
腰痛	lumbago
横になる	lie down
呼出ブザー	buzzer
予防衣	apron
予防接種	vaccination
（バーコード等の）読み取りコード	code
余命	life expectancy
予約	appointment

ら・わ行

ライム病	Lyme disease
ラダー	rope ladder
卵管	fallopian tube
ランセット	lancet
卵巣	ovary
リーチャー	grabber
リウマチ	rheumatism
理学療法	physiotherapy
理学療法士	physical therapist
リカバリールーム	recovery room
リストバンド	identity bracelet
リハビリ	rehabilitation
リフター	hoist
リモコン	controller
流行性耳下腺炎	mumps
良性の	benign
両手付きカップ	two-handed cup
療法	therapy
緑内障	glaucoma
リラックスする	relax
りんご病	fifth disease
リンパ節	lymph nodes
リンパ腺が腫れている	swollen glands
裂傷	laceration
廊下	hall
老年医学	geriatrics
老年医学の専門医	geriatric consultant
わきの下	armpit
ワクチン	vaccine

本書を手に取っていただいた皆様へ

　私が大学病院に勤務していた頃、アフリカからの留学生が、たまたま受けた血液検査で HIV 陽性が判明したことがあります。IC にあたり、医師はどのように告知するか、看護師としてどのように支えていくか…、その準備に追われたことを今でも思い出します。当時、告知の場面で患者さんは泣き崩れて顔面蒼白になり、その後一言も発することなく帰国を決断されました。その時にもっと適切な言葉をかけられたのではないか？　という思いが、私が医療通訳の勉強を始めるきっかけになっています。

　本書は、私の 25 年間の北海道大学病院での臨床経験をはじめ、日本国際看護師研修で学んだこと、アメリカの医療通訳士資格取得までの勉強、またアメリカ遠隔医療通訳士としての経験から、皆様に少しでも効率良く英語を学んで欲しいと思い、微力ながら、日向清人先生と共に執筆しまとめたものです。

　医療英単語は数多くあります。しかし基本となる単語を覚えていくことで、膨大な英単語も覚えやすくなってきます。コラムではこれら基本となる単語を図を使ってわかりやすくまとめ、医療通訳の勉強に役立ったリンクなども紹介しています。また現在、新型コロナウィルス感染症の流行により、多くの患者さんが受診されることを想定し、関連する用語もまとめています。

　冒頭でも記したとおり、本書はアルファベット順の単語集です。臨床の現場で、外国人患者さんと本を見ながら指差しでのコミュニケーションツールとしても使うこともできます。患者さんとのコミュニケーションに役立つ表現などは、日向先生に執筆していただきましたが、"I know how you feel."（お気持ちはわかります）や、"I hope you a speedy recovery."（どうぞお大事にされて下さい）のような言葉を、外国人の患者さんにかけていただければ、辛いお気持ちを少し安らげることができるのではと思っています。

　現在、日本のインバウンドは停滞気味です。しかしまた必ず沢山の外国人の方が日本を訪れる日がやって来ます。そんな時に外国人患者さんが安心して医療を受けられるように、皆様とともに勉強していきたいと願っています。"Practice makes perfect."

2021 年 5 月

斉藤祥子

【著者紹介】

日向 清人 (ひなた きよと)

慶應義塾大学大学院修了。フリーランス英語通訳・翻訳、枡田江尻法律事務所（現・西村あさひ法律事務所）、モルガングレンフェル証券会社、プレンデンシャル証券会社での実務翻訳、慶應義塾大学講師を経て、和洋女子大特任教授（2020年退任）。
現在、下記でオンライン英語教室を運営中。基礎英語からビジネス英語までカバーした各種オンライン・コースを提供している。
gslkentei.hinatakiyoto.jp/blog-entry-8.html「日向清人が案内する実用英語の世界」

著書に、『携帯版 即戦力がつくビジネス英会話』（DHC、2020）、『ネイティブが最初に教わる262単語』（秀和システム、2019）、『ビギナーのための経済英語 第2版』（慶應義塾大学出版会、2017）、『クイズでマスターする GSL 基本英単語2000』（テイエス企画、2016）、『即戦力がつく英文法』（DHC、2014）、『即戦力がつく英文ライティング』（DHC、2013）、『ビギナーのための法律英語 第2版』（慶應義塾大学出版会、2012）ほか多数。

斉藤 祥子 (さいとう ながこ)

北海道大学医療技術短期大学部看護学科卒業。北海道大学病院に看護師として25年間勤務。2020年国際臨床医学会日本国際看護師に認定、アメリカ医療通訳士（Hub-CMI, CoreCHI™）、IMIA-accredited medical interpreter diploma を取得。2019年120-hour TESOL diploma、2020年 EF SET CEFR B2 を取得。
2019年「外国人医療の現状―国際看護師・医療通訳士として」でリクルートメディカルキャリア AWARD グランプリ受賞。
現在は札幌で看護師や看護大学の臨床実習指導、アメリカで日本語／英語遠隔医療通訳士として勤務。

ビギナーのための基本看護英和用語集

2021 年 6 月 5 日　初版第 1 刷発行

著　者―――――日向清人・斉藤祥子
発行者―――――依田俊之
発行所―――――慶應義塾大学出版会株式会社
　　　　　　　　〒 108-8346　東京都港区三田 2-19-30
　　　　　　　　ＴＥＬ〔編集部〕03-3451-0931
　　　　　　　　　　　〔営業部〕03-3451-3584〈ご注文〉
　　　　　　　　　　　〔　〃　〕03-3451-6926
　　　　　　　　ＦＡＸ〔営業部〕03-3451-3122
　　　　　　　　振替 00190-8-155497
　　　　　　　　https://www.keio-up.co.jp/
装　丁―――――辻　聡
印刷・製本――萩原印刷株式会社
カバー印刷――株式会社太平印刷社